NOUVEAU MANUEL

DE

L'HERBORISTE

CORBEIL. — Typ. et stér. de CRÉTÉ FILS.

NOUVEAU MANUEL

DE

L'HERBORISTE

OU

TRAITÉ DES PROPRIÉTÉS MÉDICINALES

DES PLANTES EXOTIQUES ET INDIGÈNES

DU COMMERCE

SUIVI

D'un Dictiounaire pathologique, thérapeutique et pharmaceutique

PAR

H. BECLU

Élève en médecine de la Faculté de Paris

PARIS

LIBRAIRIE J. B. BAILLIÈRE ET FILS

19, rue Hautefeuille, près du boulevard Saint-Germain

1872

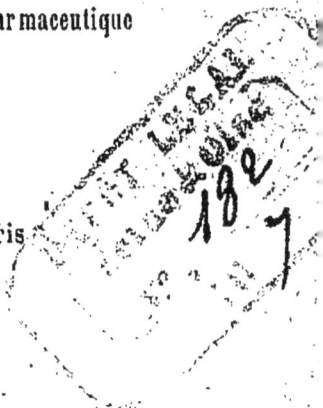

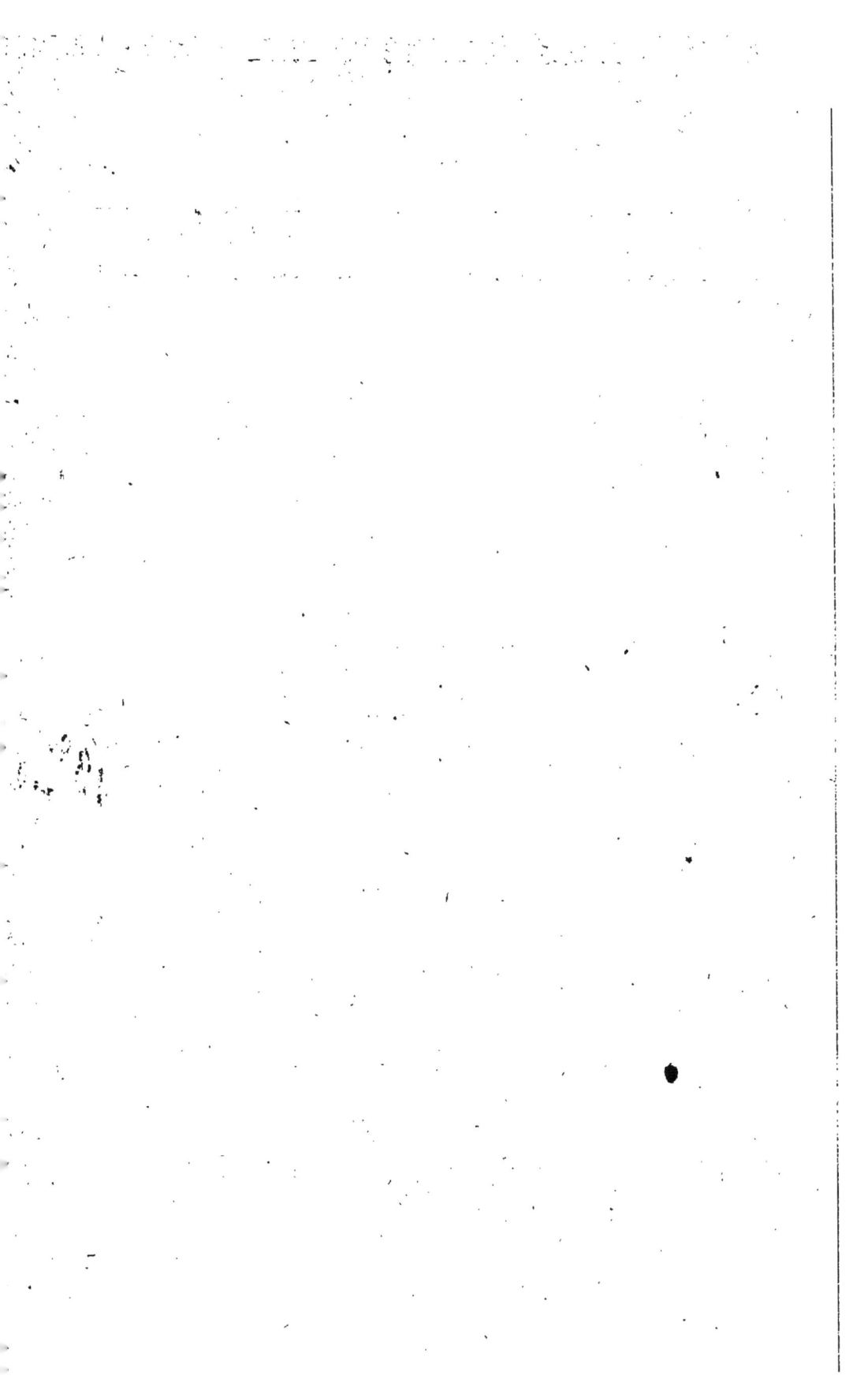

AVANT-PROPOS

De nos jours, l'histoire naturelle et les diverses méthodes de classification des végétaux ont fait des progrès immenses et sont parvenues, par les travaux de savants, à un très-haut degré de perfection.

Il n'en est malheureusement pas de même de la science qui consiste à déterminer les propriétés thérapeutiques des plantes. En effet, il faut bien le reconnaître, l'étude de la botanique médicale est beaucoup trop négligée : on ne la considère plus que comme une science tout à fait accessoire, dont on semble dédaigner de s'occuper. On en est ainsi arrivé à ne plus attacher d'importance aux vertus médicamenteuses des plantes ; aussi, l'usage des végétaux est-il à la veille de

disparaître de la thérapeutique générale. Eh quoi!
les plantes ont-elles donc tant démérité? Avons-
nous donc oublié que la botanique faisait le fond
de la thérapeutique ancienne, et qu'à défaut de
tous nos médicaments autrefois inconnus, les
plantes étaient presque exclusivement employées
comme remèdes contre les diverses maladies? On
ne saurait cependant mettre en doute les résultats
obtenus à l'aide de cette médication.

Il est vrai de dire que les progrès toujours
croissants de la chimie moderne nous ont mieux
fait connaître la composition des diverses substances immédiates et nous ont fourni ainsi des
ressources non-seulement plus nombreuses, mais
dont l'emploi est susceptible d'une précision beaucoup plus grande. Seulement, ces produits pharmaceutiques coûtent en général très-cher, on se
les procure même difficilement dans certaines
localités, et comme il n'est pas toujours nécessaire qu'ils soient isolés, il suffit que le praticien
soit sûr de les trouver dans un végétal bien con-
servé, pour être certain de l'effet thérapeutique
qu'il veut produire, tout en faisant faire à son
malade une notable économie. Les plantes, en
effet, poussent partout. La nature les fait naître

avec profusion autour de nous. Dans nos villes
même, on se les procure facilement. Il nous semble bon, surtout dans les temps actuels, de mettre
un terme à l'oubli regrettable dans lequel elles
sont tombées. Essayons donc d'en tirer un meilleur parti ; c'est le seul moyen de faire de la médecine économique.

Nous ne saurions évidemment faire de la botanique un répertoire universel ; mais si, dans
certains cas, nous sommes obligés d'avoir recours
à la chimie, ne négligeons pas du moins, quand
nous le pouvons, l'emploi si simple, si facile et
si économique des plantes.

Il ne faut pas perdre de vue, cependant, que
chaque plante a des effets propres ; qu'elle agit
différemment à telle ou telle période de la maladie
et que ses effets, comme ceux de tout médicament, diffèrent suivant l'idiosyncrasie des sujets et
les circonstances morbides. Il importe donc de
bien connaître la manière de les employer utilement, et pour cela l'étude de la botanique médicale est nécessaire, sinon indispensable.

La pratique donne certainement d'excellents
résultats, mais encore faut-il qu'elle soit guidée,
éclairée. Ce ne sont, certes, pas les livres qui

manquent ; ils sont, au contraire, très-nombreux.
Il en est même de très-recommandables, qui
n'ont, à notre avis, qu'un défaut, celui d'être
trop complets. De là l'impossibilité qu'il y a de
pouvoir lire avec fruit ces différents travaux, de
les apprécier, d'en extraire ce qu'il est utile de
savoir, en laissant le reste de côté : on s'égare
au milieu des détails, on se décourage, et l'on
finit souvent par abandonner cette science si
importante.

Celui qui s'adonne à l'étude de la botanique
médicale éprouve toujours de grandes difficultés
au début, parce qu'il manque de livres spéciaux.
Il lui faut donc un guide, c'est-à-dire un livre
qui, recueillant toutes les richesses scientifiques
disséminées dans différents ouvrages, les coor-
donne de façon à ne faire ressortir que ce qui
est saillant et utile à connaître.

Convaincu de la nécessité d'un pareil ouvrage,
nous avons entrepris dans ce sens le livre que
nous publions aujourd'hui. — Bien que notre
intention ait été, tout d'abord, d'insister plus particulièrement sur les propriétés médicinales des
plantes, nous n'avons cependant pas cru devoir
omettre certains éléments de botanique indispen-

sables à ceux qui ne connaissent point encore les végétaux. Nous en avons fait l'objet d'une partie spéciale : « *l'Organographie.* »

Notre livre s'adressant à toutes les classes de lecteurs, nous l'avons fait suivre d'un petit Dictionnaire pathologique, thérapeutique et pharmaceutique : il donne l'explication des principaux termes de médecine, il traite des diverses maladies; il contient aussi quelques recettes pour la préparation de certains produits pharmaceutiques et chimiques même, qui, par leur caractère de simplicité ou leurs rapports avec la botanique, ne doivent être ignorés de personne dans la pratique.

Loin de nous la pensée d'avoir voulu faire de cet ouvrage une œuvre purement médicale, car si notre livre contient quelques indications utiles aux praticiens, il est encore plus spécialement destiné aux personnes qui, bien qu'étrangères à la médecine, s'occupent des plantes, soit au point de vue de la récolte et de la dessiccation, soit au point de vue commercial.

Le commerce des plantes bien fait peut rendre de grands services à la médecine, aussi les herboristes ne sauraient apporter trop de soins et de précautions relativement au choix de la plante, à sa récolte, à sa conservation, à ses diverses préparations, etc.

Les plantes, en général, sont récoltées par des gens qui n'ont d'autre instruction que la routine. L'herboriste les achète toutes chargées de rosées, souvent mouillées ou rafraîchies pour les faire paraître plus récentes, quand elles n'ont pas été vendues au marché précédent. Il s'ensuit que ces plantes s'altèrent au lieu de se conserver par la dessiccation. Elles perdent donc de leurs propriétés, et c'est souvent ainsi qu'elles sont administrées aux malades. Dans ce cas, le médecin a mille fois raison de ne point les ordonner, parce qu'alors il ne rencontre là que des médicaments infidèles dans leur action.

C'est aux herboristes qu'il appartient de faire cesser cet état de choses, en ne livrant à leurs clients que des plantes médicinales parfaitement préparées et bien conservées. Qu'ils bannissent donc à tout jamais de leurs boutiques toutes ces plantes avariées, toutes ces racines vermoulues, symboles de l'ignorance des temps passés ! non-seulement ils y trouveront leur intérêt, mais ils auront encore la satisfaction d'avoir rempli consciencieusement leur devoir, tout en se rendant utiles à leurs semblables.

Quant à nous, nous serions suffisamment récompensé de nos travaux, si l'herboriste, convaincu de l'importance de sa mission, s'appliquait à ne vendre que de bons produits, c'est-à-dire, des plantes intelligemment recueillies, habilement conservées; double résultat qu'on ne peut atteindre, que si l'empirisme est éclairé par des notions théoriques très-substantielles.

Mettre en main de l'herboriste ces connaissances à la fois scientifiques et pratiques, c'est le but de ce livre.

A. BÉCLU.

Paris, 15 janvier 1872.

TABLE DES MATIÈRES

CORBEIL. — Typ. et stér. de CRÉTÉ.

NOUVEAU

MANUEL DE L'HERBORISTE

PREMIÈRE PARTIE

ÉLÉMENTS DE BOTANIQUE

I

NOTIONS PRÉLIMINAIRES.

La *Botanique* est une science qui a pour objet la connaissance des végétaux, de leurs caractères, de leurs différences et de leur classification méthodique.

Les *végétaux* sont des êtres qui jouissent de la faculté de se nourrir, de se développer et de se reproduire ; mais qui sont dépourvus de la sensibilité et du mouvement volontaire.

II

ORGANOGRAPHIE.

On distingue dans les végétaux deux sortes d'organes :

Les *organes fondamentaux*,

Et les *organes élémentaires*.

§ 1. Organes fondamentaux.

On donne le nom d'*organes fondamentaux* à un ensemble d'organes qui se retrouvent d'une manière constante dans toutes les espèces, organes que tout le monde connaît et sait désigner sous leurs noms vulgaires et scientifiques à la fois de *racine*, de *tige*, de *feuilles*, de *fleurs* et de *fruits*.

Et encore ici, ne voulons-nous parler que des végétaux à organisation élevée, car certaines espèces présentent une simplicité telle qu'il serait difficile de constater, dans les éléments qui les constituent, une pareille diversité de structure.

§ 2. Organes élémentaires.

Les *organes élémentaires* sont les éléments organiques qui constituent les tissus végétaux. Ces éléments se rapportent à trois types : la *cellule*, la *fibre* et le *vaisseau*. — Cette partie de la Botanique offre une étude pleine d'attraits ; malheureusement, elle n'est pas à la portée de tous, les di-

mensions microscopiques des cellules, des fibres
et des vaisseaux ne permettant pas de les observer
à l'œil nu.

Tissu cellulaire.

Certains végétaux sont constitués par une seule
cellule, beaucoup d'autres se composent exclusivement de cellules agglomérées ; on n'en voit pas,
au contraire, dont la structure soit entièrement
fibreuse ou vasculaire.

Les *cellules*, par leur réunion, constituent un
tissu particulier auquel on a donné le nom de tissu
cellulaire ; or, le *tissu cellulaire* se compose d'une
agglomération de très-petites cellules arrondies
ou polyédriques, contenant dans leur intérieur
des matières diverses, gazeuses, liquides ou solides.

Tissu fibreux.

Le *tissu fibreux* ou *ligneux* est formé par des cellules allongées, terminées en pointe à leurs deux
extrémités, et placées bout à bout les unes au-dessus des autres, de manière à former des faisceaux
de fibres jouissant d'une grande ténacité. C'est ce
tissu qui constitue la masse du bois dans les végétaux ligneux, les pétioles et les nervures des feuilles dans toutes les plantes.

Tissu vasculaire.

Le *tissu vasculaire* comprend deux sortes de vaisseaux :

1° Les *vaisseaux ordinaires*, dans lesquels circulent la sève et quelquefois de l'air ;

2° Les *vaisseaux propres*, ainsi nommés parce qu'ils contiennent des sucs propres à la plante dans laquelle on les rencontre.

Les tissus fibreux et vasculaire ne sont que des modifications du tissu cellulaire.

Les parois des cellules, des fibres et des vaisseaux sont constituées par une matière nommée *cellulose* dont la composition chimique a pour formule $C^{12} H^{10} O^{10}$.

III

DIVISION DU RÈGNE VÉGÉTAL.

Le règne végétal a été divisé en embranchements, lesquels sont au nombre de trois, savoir :

Les *Dicotylédones* ou plantes dont l'embryon a deux cotylédons ;

Les *Monocotylédones* ou plantes dont l'embryon n'a qu'un seul cotylédon ;

Les *Acotylédones* ou plantes qui n'ont pas d'embryon, et dont les corpuscules reproducteurs sont par conséquent dépourvus de cotylédons.

Chacun de ces embranchements se subdivise en classes, en familles, en genres et en espèces. Cette classification, que nous ne faisons qu'indiquer ici sommairement, est, comme nous le verrons bientôt, de la plus haute importance pour l'étude de l'organisation végétale.

Les *cotylédons* sont les rudiments de la première ou des premières feuilles que l'on observe dans la graine à la naissance d'une plante.

L'*embryon* est le rudiment d'une nouvelle plante.

On distingue dans les végétaux la manière dont ils se nourrissent et la manière dont ils se reproduisent.

Les végétaux se nourrissent par la *racine*, par la *tige* et par les *feuilles*.

Les végétaux se reproduisent par les *fleurs*, par le *fruit* et par la *graine*.

IV

ORGANES DE LA NUTRITION.

§ 1. Racines.

De l'extrémité radiculaire de l'embryon sort le caudex descendant qui forme la racine; or la racine est cette partie du végétal qui croît en sens inverse de la tige, c'est-à-dire, qui tend à descendre au sein de la terre pour y puiser les matériaux nécessaires à sa nutrition.

On divise les racines, d'après leur forme et leur structure, en trois espèces, savoir :

Les racines *pivotantes*,

Les racines *fibreuses*,

Les racines *tubériformes*.

Les *racines pivotantes*. — Les racines pivotantes sont celles dont le corps s'enfonce verticalement dans le sol. Elles sont simples, comme dans la carotte, le navet, etc., ou ramifiées, comme dans le frêne, le peuplier, etc. Ces racines appartiennent principalement aux plantes dicotylédones.

Les *racines fibreuses*. — Les racines fibreuses sont composées de fibres fasciculées, tantôt grêles, tantôt plus ou moins renflées. Telles sont les racines des palmiers, de l'asperge, des graminées, et en général de la plupart des plantes monocotylédones.

Les *racines tubériformes*. — Les racines tubériformes sont celles qui présentent des renflements plus ou moins nombreux en forme de tubercules, comme dans la pivoine, la filipendule.

Relativement à leur durée, les racines sont *annuelles*, *bisannuelles* ou *vivaces*.

Les racines *annuelles* ne durent qu'une année, ex. : le blé, l'orge.

Les racines *bisannuelles* appartiennent à des végétaux qui, dans la première année, ne donnent que des feuilles, et dont les fleurs et les fruits ne se développent que l'année suivante, ex. : la carotte, la betterave, etc.

Les racines *vivaces* sont celles des plantes qui, comme les arbres, les arbrisseaux, les arbustes, etc., vivent un grand nombre d'années.

La fonction principale des racines consiste à puiser dans le sein de la terre les sucs nécessaires à l'alimentation de la plante. Cette fonction, nommée *absorption*, s'exerce particulièrement aux extrémités des *radicelles* ou *spongioles*.

---

§ 2. Tige.

La tige est cette partie du végétal qui s'élève en cherchant l'air et la lumière ; elle est ordinairement garnie de branches, de feuilles, de fleurs et de fruits.

On distingue, d'après leur forme et leur structure, cinq espèces particulières de tiges, savoir : le *tronc*, le *stipe*, la *hampe*, le *chaume* et la *tige proprement dite*.

Le *tronc* est la tige des arbres de nos forêts, tels que le chêne, l'orme, le frêne, le sapin, etc. Le tronc appartient à tous les arbres dicotylédonés.

Le *stipe* est la tige des arbres et des arbustes monocotylédonés, tels que les palmiers, les bananiers, les aloès, etc. Il a pour caractères d'être droit, cylindrique, c'est-à-dire aussi gros à son extrémité supérieure qu'à sa base, et de porter à son sommet un bouquet de feuilles ordinairement très-grandes et entremêlées de fleurs.

Le *chaume* appartient aux graminées et aux cypéracées : c'est une tige le plus souvent creuse intérieurement, présentant de distance en distance des nœuds pleins d'où partent des feuilles alternes et engaînantes.

La *hampe* est plutôt un simple pédoncule qu'une véritable tige. Elle part du sommet de la racine et se termine, sans porter de feuilles, par une ou plusieurs fleurs, comme dans la jacinthe.

La *tige proprement dite* est celle qui ne peut se rapporter à aucune des espèces précédentes. C'est, pour ainsi dire, la plus commune dans le règne végétal, ex. : giroflée, œillet, etc.

Les tiges sont dites *herbacées, sous-ligneuses* et *ligneuses*.

La *tige herbacée* est tendre, verte, et meurt chaque année.

La *tige sous-ligneuse* est celle dont la base et les principales branches sont ligneuses et persistent hors de terre pendant plusieurs années. Ex. : le thym.

La *tige ligneuse* est celle dont toutes les parties sont vivaces et ont la consistance du bois : telle est la tige de tous les arbres et de la plupart des arbrisseaux.

Les tiges présentent, au point de vue de la structure et du mode de développement, des différences très-considérables dans les trois embranchements du règne végétal.

Structure de la tige dans les dicotylédones.

On distingue en général dans la structure de la tige des dicotylédones l'*écorce*, le *bois* ou *corps ligneux* et la *moelle*.

On entend par *liber* les couches internes de l'écorce : ce nom leur vient de ce qu'elles forment des lames qu'on peut séparer comme les feuillets d'un livre (*liber*).

Par *aubier* ou *bois imparfait* les couches les plus externes des corps ligneux : on les nomme ainsi parce qu'étant les plus jeunes, elles n'ont pas encore acquis la couleur et la solidité du bois proprement dit.

L'*étui médullaire* est un canal qui renferme la moelle, du collet de la racine au sommet de la tige.

Structure de la tige dans les monocotylédones.

La tige des plantes monocotylédones est creuse comme celle du bambou, et de toutes les plantes de la famille des graminées. Dans les palmiers au contraire la tige est pleine et sans nœuds. Le centre est occupé par une sorte de moelle dans laquelle sont noyés des faisceaux fibreux.

Des faisceaux de même nature forment le pourtour de la tige, portion toujours beaucoup plus dure et plus résistante. Les débris écailleux de la base des feuilles représentent l'écorce.

1.

Structure de la tige dans les acotylédones.

La tige des plantes acotylédones (fougères arborescentes) se compose d'une masse centrale de tissu cellulaire, entourée à sa périphérie de faisceaux· fibro-vasculaires groupés circulairement.

Tige souterraine; bulbes et tubercules.

On considère encore comme tiges les *rhizomes,* les *bulbes,* les *tubercules.*

Les *souches* ou *rhizomes* (Sceau de salomon).

Bulbes. — Le bulbe est une sorte de bourgeon écailleux que supporte un corps charnu, nommé *plateau.* La face inférieure de ce plateau, qui est une véritable tige, porte des fibres radicales. D'après la disposition des écailles, on distingue trois sortes de bulbes :

Le *bulbe à tuniques :* Jacinthe.
Le *bulbe écailleux :*   Lis.
Le *bulbe solide :*   Safran.

Tubercules.— On donne le nom de tubercules à des tiges souterraines chargées de matières féculentes, et qui portent un ou plusieurs bourgeons répandus sur divers points de leur surface.

Mode de développement dans les végétaux.

Acotylédones. — Parmi les acotylédones, lorsque la tige des fougères s'accroît, de nouveaux faisceaux de fibres viennent prendre place parmi les faiceaux développés antérieurement.

Monocotylédones. — Le développement des monocotylédones résulte de la multiplication des faisceaux fibreux ; mais comme rarement la tige se ramifie supérieurement, il en résulte que l'accroissement en hauteur de la tige est plus considérable que l'accroissement en diamètre.

Dicotylédones. — L'accroissement en diamètre des dicotylédones s'effectue dans l'intervalle qui existe entre le bois et l'écorce. Chaque année, à la reprise de la végétation, on voit apparaître dans cet intervalle une matière visqueuse, gluante ; c'est le cambium.

En général, l'accroissement en hauteur dans les végétaux se fait par la ramification. Mais la ramification résulte toujours du développement des bourgeons, et chez les dicotylédones, il existe à la fois, des bourgeons terminaux et des bourgeons axillaires.

§ 3. Feuilles.

Les feuilles, qui prennent naissance sur la racine, sur les rameaux ou branches, sur la tige, sont des organes de couleur verte, ayant ordinairement la forme de lames minces et membraneuses.

Les parties constituantes des feuilles sont le *pétiole* et le *limbe* ou *disque*.

Le *pétiole* est le support cylindrique, plus ou moins allongé, qu'on nomme vulgairement *queue de la feuille*.

Quelquefois la feuille naît directement de la tige, et alors elle est nommée feuille *sessile*.

Le *limbe* ou *disque* comprend les *nervures* et le *parenchyme*.

Les *nervures* sont des fibres diversement ramifiées, et formant comme la charpente de la feuille.

Le *parenchyme* est une membrane tendre, ordinairement verte, remplissant les interstices des nervures, et revêtue d'un épiderme très-mince, transparent, recouvrant les deux faces de la feuille, et criblé de petites ouvertures appelées *stomates*, donnant passage à l'air et aux autres fluides gazeux que la plante absorbe et rejette incessamment.

Sous le rapport de leur forme, les feuilles sont dites :

1° *Lancéolées*, quand elles sont rétrécies vers l'extrémité en forme de lance (troëne);

2° *Pennées*, quand une seule nervure principale ou côte part de la base et donne naissance à des nervures latérales disposées comme les barbes d'une plume (tilleul);

3° *Palmées* ou *digitées*, quand plusieurs côtes partent de la base et donnent naissance à d'autres qui divergent comme les doigts d'une main ouverte (palmier);

4° *Dentées*, quand leur bord est découpé à dents (primevère).

Sous le rapport de leur insertion, les feuilles sont dites :

1° *Verticillées*, c'est-à-dire rangées en anneaux horizontaux autour de la tige (garance) ;

2° *Alternes*, c'est-à-dire rangées en spirale autour de la tige (peuplier) ;

3° *Opposées*, c'est-à-dire placées vis-à-vis l'une de l'autre (sauge).

Les feuilles sont simples ou composées.

Les feuilles *simples* sont celles dont le limbe est d'une seule pièce, comme dans le lilas, la giroflée.

Les feuilles *composées* sont celles dont le limbe est divisé en plusieurs pièces distinctes ou petites feuilles nommées folioles, et placées sur les parties latérales ou à l'extrémité d'un pétiole commun, comme dans l'acacia, le marronnier d'Inde, le rosier, etc.

Les *stipules* sont de petites feuilles ou écailles qui, dans certaines plantes, existent au point d'insertion des véritables feuilles sur la tige ou sur les rameaux.

Les feuilles sont les organes actifs de l'exhalation et de la respiration des végétaux.

Sous l'influence de la lumière polaire, les végétaux décomposent l'acide carbonique, fixent dans leurs tissus le carbone et exhalent l'oxygène.

L'inverse à lieu dans l'obscurité.

Lorsqu'un végétal est privé de lumière, il se

décoloré et s'affaiblit. Ce phénomène porte le nom d'*étiolement*.

V

ORGANES DE LA REPRODUCTION.

§ 1. Fleurs.

La *fleur*, dans le langage vulgaire, est cette enveloppe brillante qui frappe nos yeux par l'éclat de ses couleurs ; dans le langage scientifique, la fleur est la réunion des parties qui concourent à la reproduction de la plante.

Les parties essentielles de la fleur sont : le *pistil* et les *étamines ;* la principale partie accessoire est la *corolle*.

Le *pistil* est l'organe femelle : c'est un petit corps placé au centre de la fleur, tantôt unique, tantôt multiple.

On y distingue trois parties, savoir :

1° L'*ovaire*, base du pistil, renflé, arrondi, et renfermant les ovules ou rudiments des jeunes graines ;

2° Le *style*, qui s'élève sur l'ovaire en forme de filet ;

3° Le *stigmate*, petit mamelon visqueux qui pose ordinairement sur le sommet du style.

Les *étamines* sont les organes mâles : ce sont de

petits corps placés en nombre plus ou moins grand autour du pistil.

On y distingue trois parties, savoir :

1° Le *filet*, support filamenteux sur lequel est attaché l'anthère ;

2° L'*anthère*, petit sac membraneux qui renferme le pollen.

3° Le *pollen* ou *poussière fécondante* : c'est un amas de petites vessies microscopiques qui contiennent une liqueur visqueuse.

La *corolle* est la partie colorée de la fleur qui entoure immédiatement les étamines.

Elle est dite :

Monopétale : composée d'une seule pièce ;

Polypétale : composée de plusieurs pièces.

La *corolle monopétale* est dite :

Campanulée, quand elle s'évase à sa base en forme de cloche (liseron) ;

Tubulée, quand elle s'allonge en tube (lis) ;

Labiée, quand elle est divisée en deux lèvres (mélisse).

La *corolle polypétale* est dite :

Crucifère, quand les quatre pétales sont disposés en croix (giroflée, cresson) ;

Rosacée, quand ils sont rangés en rosace (rose) ;

Caryophyllée, quand les cinq pétales sont enfermés dans le calice (œillet) ;

Papilionacée, quand ils sont placés en ailes de papillon (pois), etc.

Le *calice* est l'enveloppe foliacée de la corolle.

Le calice est dit :

Monosépale : formé d'une seule pièce ;

Polysépale : formé de plusieurs pièces.

On divise les plantes en plantes *hermaphrodites, monoïques, dioïques* et *polygames.*

Les plantes *hermaphrodites*, qui sont les plus nombreuses, portent des fleurs où sont réunis les étamines et le pistil.

Les plantes monoïques portent des fleurs mâles et des fleurs femelles groupées sur un même individu.

Les plantes *dioïques* ont leurs sexes séparés sur deux individus différents. Les plantes *polygames* portent indistinctement des fleurs mâles, des fleurs femelles et des fleurs hermaphrodites.

L'action réciproque des étamines et des carpelles (pistil) a pour but la fécondation des ovules contenus dans l'ovaire, d'où résulte la formation de l'embryon, destiné à reproduire la plante et à perpétuer son espèce.

Une fleur est dite *complète* (rose) ou *incomplète* (noyer), selon qu'elle est ou non pourvue de tous les organes qui peuvent entrer dans sa composition ; *simple* ou *double,* selon que le nombre de ses pétales ne dépasse pas ou dépasse le nombre qui convient à son espèce. Dans la fleur double, les étamines se sont changées en pétales.

La fleur *pleine* est celle dont le réceptacle est

entièrement rempli de pétales par la transforma-
tion des étamines et du pistil.

La fleur est dite *sessile* (arbres fruitiers), quand
elle pose immédiatement sur la tige ;

Pédonculée (tulipe), quand elle est portée sur un
support nommé pédoncule (queue de la fleur).

Les fleurs sont disposées sur leur tige, tantôt
en *ombelle* (persil), en *corymbe* (mille-feuilles),
tantôt en *épi* (blé), en *grappe* (vigne), en *pyramide*
(lilas).

§ 2. Fruits.

Le fruit est l'ovaire d'une fleur fécondée, accru
et parvenu à sa maturité. Pour atteindre ce dernier degré de développement, l'ovaire attire à lui
tous les sucs nourriciers de la tige ; alors la fleur
change d'aspect : les étamines se flétrissent et
tombent, la corolle se dessèche ; le style et le calice, souvent aussi, éprouvent le même sort.

On distingue dans le fruit le *péricarpe* et la
graine ou *semence*.

Le *péricarpe* est la partie du fruit qui sert d'enveloppe à la graine.

La *graine* est la partie interne du fruit qui renferme l'*embryon* ou rudiment d'une nouvelle
plante.

L'*embryon* se compose de quatre parties : la *radicule*, la *tigelle*, le *corps cotylédonaire* et la *gemmule*.

Le *péricarpe* détermine la forme du fruit. D'a-

près sa forme et sa nature, les fruits ont été divi-
sés en *secs*, dont le péricarpe est mince ou formé
d'une substance généralement peu fournie de
sucs ; et *charnus*, qui ont un péricarpe épais et suc-
culent, et dont le sarcocape est très-développé.

On distingue aussi des fruits déhiscents, c'est-
à-dire s'ouvrant en un plus ou moins grand nombre de pièces appelées *valves*, et des fruits *indéhis-
cents*, c'est-à-dire qui ne s'ouvrent pas spontanément.

Selon le nombre de graines qu'ils renferment,
les fruits sont dits : *polyspermes*, quand ils renferment un nombre trop considérable de graines
pour qu'on puisse le déterminer ; et *oligospermes*,
lorsqu'ils n'en contiennent qu'un petit nombre.

On appelle *pseudospermes* ceux dont le péricarpe
a peu d'épaisseur, et se soude intimement avec la
graine, au point de faire croire que celle-ci est
nue.

On dit que les fruits sont *simples*, quand ils proviennent d'un seul ovaire, comme la cerise ; on
dit qu'ils sont *multiples*, quand ils sont formés de
plusieurs ovaires appartenant à la même fleur ;
ex. : la framboise. On dit qu'ils sont *agrégés* ou
composés, quand ils résultent de plusieurs ovaires
appartenant originairement à plusieurs fleurs,
comme la mûre.

VI

GERMINATION.

Quand on soumet une graine à la germination, le premier effet apparent est le gonflement de cette graine et le ramollissement de ses enveloppes. Celles-ci se rompent, et de l'extrémité radiculaire de l'embryon sort le *caudex descendant* (la radicule), qui s'allonge et constitue la *racine*.

Presque en même temps, le *caudex ascendant* (la *gemmule*) commence à se développer immédiatement au-dessus du point d'insertion des cotylédons; il les soulève et les porte hors de terre (*cotylédons épigés*), et ceux-ci forment les *feuilles séminales;* ou bien le caudex ne commence qu'audessus des cotylédons, ceux-ci restent cachés sous terre (*cotylédons hypogés*), se flétrissent et finissent par disparaître.

Quand une fois la gemmule est parvenue à l'air libre, les folioles qui la composent se déroulent, se déploient, s'étalent et acquièrent bientôt tous les caractères des feuilles.

Les *bourgeons*, que l'on appelle encore *embryons fixes*, sont les rudiments des branches, des feuilles et des fleurs.

On appelle œil le bourgeon qui commence à poindre.

La reproduction par bourgeons est de deux sortes, naturelle ou artificielle.

Elle est *naturelle*, quand elle a lieu spontanément dans la plante;

Artificielle, quand elle s'opère à l'aide de la *greffe*.

La *greffe* consiste à transplanter sur un végétal un bourgeon ou un rameau qui a pris naissance sur un autre.

On nomme *marcotte* une branche tenant encore à la plante mère, et qui, recourbée et mise en terre, y pousse des racines qui prennent bientôt assez de force pour suffire seules à l'alimentation de la branche, que l'on sépare alors de la tige dont elle provient.

VII

CLASSIFICATION DES VÉGÉTAUX.

On connaît en botanique plus de cent mille espèces. Or, comment les distinguer, si les méthodes de classification ne viennent à notre secours?

Il faut donc une méthode.

On distingue deux méthodes de classification.

Les classifications *artificielles* et les classifications *naturelles*.

Parmi les classifications artificielles on distingue :

Le *système de Tournefort* (botaniste français, mort en 1708), qui comprend vingt-deux classes, fondées sur les différences de la corolle, et en vertu desquelles il a souvent séparé des végétaux de même genre.

Le *système de Linné*, (botaniste suédois, mort en 1778), qui repose sur les caractères que l'on peut tirer des étamines et des pistils. Les *classes*, au nombre de 24, sont établies d'après les étamines ; les *ordres*, au nombre de 118, le sont en général d'après les pistils ; les *genres* et les *espèces* sont indiqués par une phrase descriptive. Cette méthode est d'une application souvent difficile.

La *classification naturelle* généralement suivie est celle de L. de Jussieu ; et c'est aussi cette méthode que nous allons suivre, car c'est elle qui nous conduira le plus sûrement à la connaissance de l'Individu, but principal de notre ouvrage.

Comme nous l'avons vu (page 4), dans la méthode naturelle de Jussieu, le règne végétal est d'abord partagé en trois grandes divisions, d'après l'absence et le nombre des cotylédons (plantes acotylédones, monocotylédones et dicotylédones).

Ces trois grandes divisions forment quinze classes, dont les quatorze dernières sont fondées sur l'insertion des étamines à l'égard du pistil.

Les progrès de la science ont conduit les botanistes modernes à subdiviser l'embranchement des acotylédones ou *cryptogames* en cinq classes, savoir : les *algues*, les *champignons*, les *muscinées*, les *fili-cinées* et les *rhizocarpées :* ce qui porte à dix-neuf, au lieu de quinze, le nombre des classes du règne végétal.

Bien que cette nouvelle division des acotylédones soit bien tranchée, bien nette, nous nous abstiendrons cependant de la suivre, et nous garderons l'unique classe de Jussieu, n'ayant à nous occuper ici que des plantes les plus usuelles et les plus connues.

Après avoir partagé le règne végétal en trois grands embranchements ; après avoir formé de ces trois grandes divisions quinze classes, M. de Jussieu a ensuite subdivisé ces mêmes classes en familles, les familles en genres, les genres en espèces et les espèces en individus, d'après des caractères de moins en moins généraux et subordonnés les uns aux autres.

On a cru longtemps que les plantes d'une même espèce et même d'un même genre présentaient une telle similitude de propriétés, qu'elles pouvaient souvent être substituées les unes aux autres. La thérapeutique moderne a démontré le contraire ; c'est ce qui explique pourquoi nous avons dans chaque famille signalé les individus utiles, sans décrire les genres et les espèces aux-quels ils se rapportent.

DEUXIÈME PARTIE

PROPRIÉTÉS MÉDICINALES DES PLANTES.

I

ACOTYLÉDONES.

1re Classe.

Cotylédons absents ou invisibles ; fleur inconnue.

Les principales familles de la première classe sont : les *algues*, les *champignons*, les *lichens*, les *mousses*, les *lycopodes* et les *fougères*.

ALGUES.

Les algues sont des plantes aquatiques.

Les algues comprennent :

Le **caragaheen** (*mousse perlée*), qui fournit à l'eau un mucilage employé en médecine comme émollient et analeptique. On l'emploie avec avantage dans la pneumonie.

Dose : Décoction, 4 à 8 grammes par litre d'eau.

Les **varechs** ou **fucus**, qui sont anthelminthiques.

La **mousse de Corse**, que l'on emploie comme vermifuge, est un mélange de varechs.

Dose à l'intérieur : 10 grammes pour 200 grammes d'eau.

C'est de différentes espèces de varechs que l'on extrait l'iode, médicament très-apprécié aujourd'hui en médecine, et que l'on emploie en pilules, en dissolution dans l'éther ou l'alcool, et en pommade.

CHAMPIGNONS.

Les champignons en général croissent dans les lieux humides et couverts ; ils ont une consistance charnue, coriace ou gélatineuse ; leur pédoncule est surmonté d'un chapeau. Les uns sont comestibles, les autres vénéneux.

Ils comprennent :

Les **agarics** ou **champignons de couche**, cultivés en grand par les champignonnistes, dans les carrières des environs de Paris.

Parmi les autres espèces employées à titre de comestibles, celles qui méritent le plus de confiance sont le **mousseron** et le **faux mousseron**, l'**agaric du houx**, l'**oronge vraie**, la **morille**, la **chanterelle**, etc.

Les **bolets**, dont une espèce, le **bolet amadouvier**, qui croît sur le chêne, le noyer, etc., fournit l'*amadou.*

Pour obtenir l'amadou, on récolte le bolet en août et septembre, on le dépouille de sa couche corticale, on le fait dessécher, et on le coupe par tranches, que l'on bat avec un maillet de bois, pour les rendre douces et souples.

Les **truffes**, champignons souterrains, charnus, compactes, d'une odeur particulière et forte, que l'on emploie surtout dans l'art culinaire.

Quand on veut employer les champignons comme comestibles, il faut rejeter tous ceux qui ont une odeur fétide, une saveur âcre, amère ou acide ; ceux dont la chair est coriace et subéreuse, ou dont la chair, molle et aqueuse, change de couleur quand on les casse ; ceux qui croissent dans les lieux souterrains ou humides, sur les débris de substances animales ou végétales en putréfaction.

Dans les empoisonnements par les champignons, il faut recourir aux émétiques, puis aux boissons adoucissantes. L'éther à haute dose produit aussi de bons effets.

Les seuls champignons dont la vente soit tolérée à Paris sont :

Le *champignon de couche* (agaricus edulis),
La *morille comestible* (phallus esculentus),
Et la *chanterelle* (agaricus cantharellus).

Ces deux derniers croissent dans les bois.

LICHENS.

Les lichens sont des plantes qui vivent sur l'écorce des arbres, sur la terre ou sur les rochers.

Les lichens en général sont pectoraux et adoucissants.

Les principaux genres de lichens sont :

Le *lichen d'Islande*,

Le *lichen pulmonaire*,

Le *lichen pyxidé*.

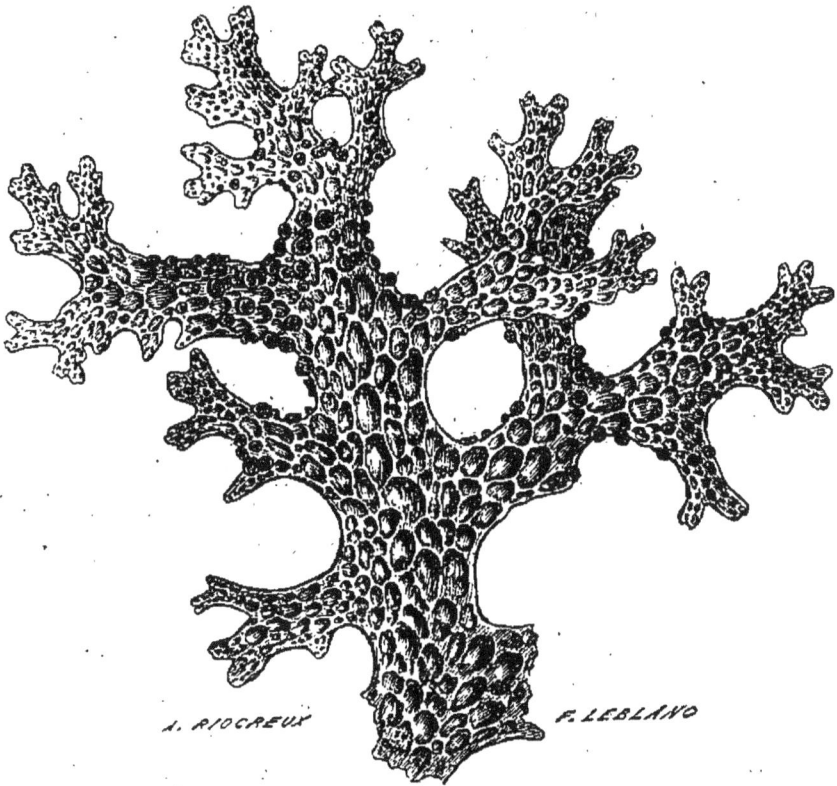

Fig. 1. — Lichen pulmonaire.

Lichen pulmonaire(*fig.*1). — Il s'emploie dans le traitement des toux opiniâtres.

Lichen pixydé. — Il est spécialement récommandé dans la coqueluche.

Le lichen non lavé garde son principe amer qui est tonique et fébrifuge. Si au contraire le lichen est lavé, on a la partie nutritive, adoucissante, mêlée avec une partie amère; c'est l'état où il faut que soit le lichen pour les affections de poitrine.

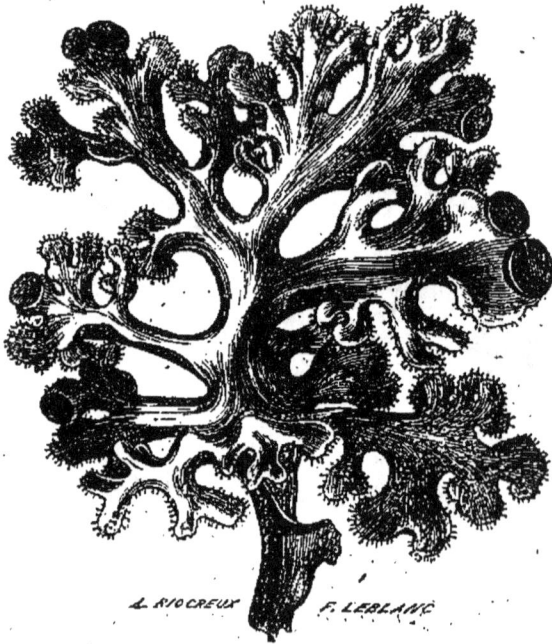

Fig. 2. — Lichen d'Islande.

Lichen d'Islande (*fig.* 2). — *Dose :* décoction, 15 à 30 grammes par litre d'eau réduit aux deux tiers.

MOUSSES.

Parmi les mousses, on ne distingue, pour ainsi dire, que le **polytric** ou **perce-mousse** qui, dit-on, possède des vertus emménagogues incontestables.

LYCOPODES.

Les lycopodes sont des plantes à tiges rampantes.

La **poudre de lycopode** est principalement employée à l'extérieur pour sécher les excoriations auxquelles les personnes grasses et les enfants sont sujets.

FOUGÈRES.

Les fougères comprennent :

Le *capillaire doré*, doradille,
—   *de Montpellier*,
—   *noir*,
—   *rue des murailles*,
—   *trichomane polytric*,
Fougères mâle et femelle,
Polypode de chêne vulgaire,
Scolopendre, langue de cerf.

Le **capillaire** est un remède vulgairement employé dans les affections bronchiques et pulmonaires. On en fait un sirop qui édulcore agréablement les tisanes, les potions. Néanmoins, il est considéré comme une plante de peu de valeur.

Le *capillaire de Montpellier* (*fig.* 3) est le plus usité.

Dose : infusion, 10 à 20 grammes par litre d'eau.

Fougère mâle. — La racine est considérée

comme bon vermifuge. Elle tue et expulse le ténia.

Dose à l'intérieur : décoction, 30 à 60 grammes par litre d'eau (à réduire à moitié).

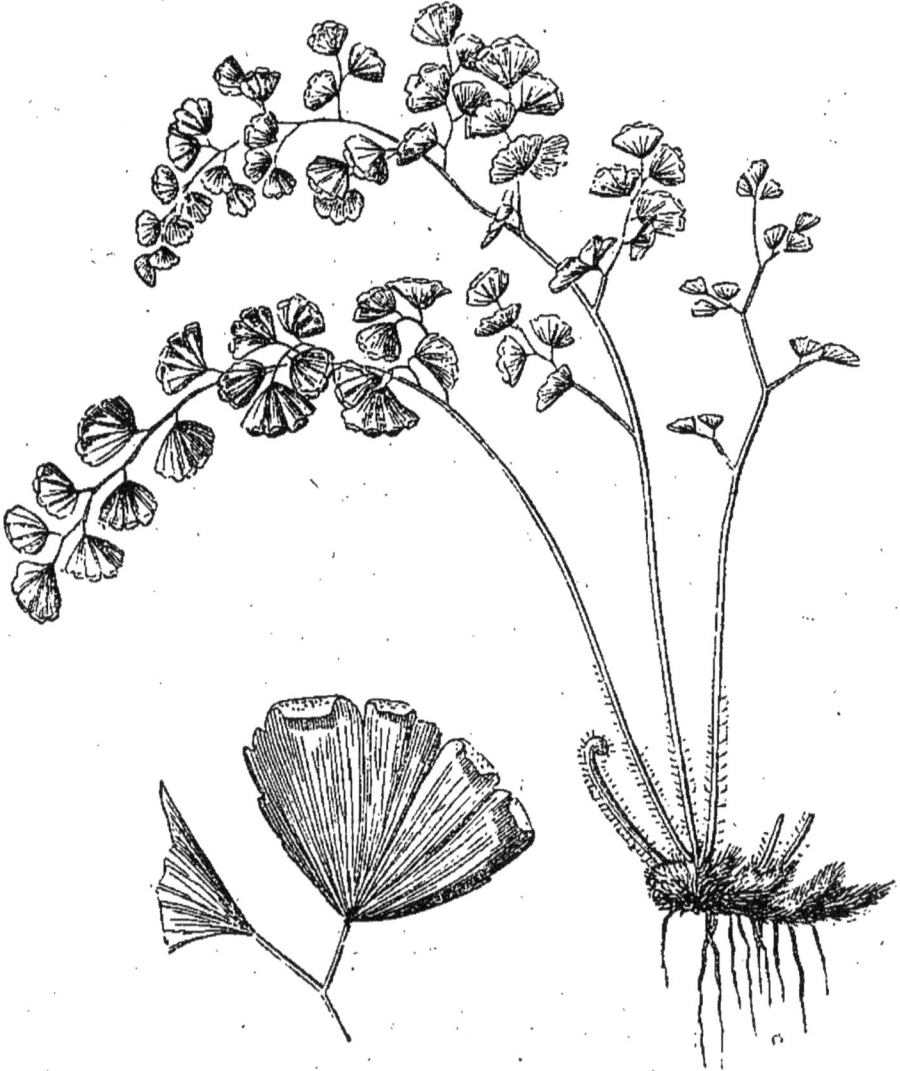

Fig. 3. — Capillaire de Montpellier.

A la **fougère femelle** on attribue des propriétés thérapeutiques très-contestables.

Le **polypode** (*fig*. 4) est brun-jaunâtre extérieu-
rement, vert à l'intérieur, d'une odeur désagréable,
analogue à celle de la fougère, d'une saveur dou-
ceâtre et sucrée, puis un peu âcre et nauséabonde ;

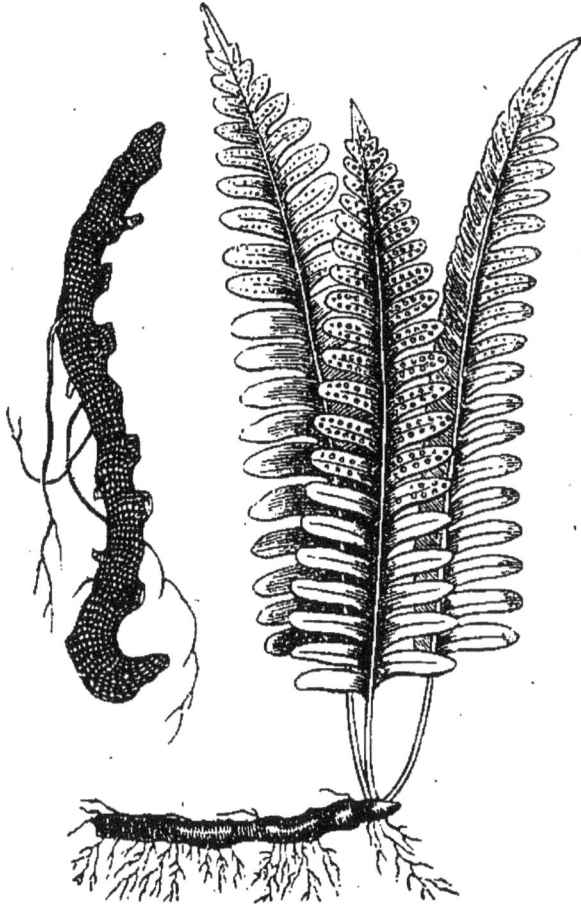

Fig. 4. — Polypode de chêne.

sa racine (rhizome) passe pour laxative et apéritive.

La **scolopendre** est légèrement astringente ;
elle est aujourd'hui sans usage.

II

MONOCOTYLÉDONES.

2ᵉ Classe.

Un cotylédon ; étamines insérées sous le pistil.

Les principales familles de la deuxième classe sont les *massettes*, les *graminées*, etc.

MASSETTES.

Les **massettes**, qui viennent abondamment dans les étangs, comprennent :

La *massette à larges feuilles* (typha latifolia),

Et la *massette à feuilles étroites* (typha angustifolia).

Leurs rhizomes, charnus et féculents, sont alimentaires. Leur pollen remplace quelquefois la poudre de lycopode, et les aigrettes peuvent remplacer le coton dans la brûlure.

GRAMINÉES.

Les **graminées** (céréales, herbe, gazon) sont des plantes qui ont pour tige un chaume creux, cylindrique et marqué de nœuds d'où partent des feuilles alternes et engaînantes.

Les principaux genres sont :

Arundo phragmites (roseau à balais),

Arundo donax (canne de Provence),

Avoine,

Bambou.

Blé,

Canne à sucre,

Chiendent (gros et petit),

Maïs ou *blé de Turquie*,

Millet,

Orge,

Seigle,

Seigle ergoté.

Roseau à balais (*arundo phragmites*). — Il passait autrefois pour être antisyphilitique. On s'en sert aujourd'hui pour faire des balais et des cannes.

Canne de Provence (*arundo donax*). — On emploie, à titre de diaphorétique, chez les femmes en couches, la racine de la canne de Provence, qui, dans le commerce, est toujours en morceaux ou tranches séchées, dures, subéreuses, d'une saveur fade, légèrement sucrée, inodore (1).

Dose à l'intérieur : décoction, 30 à 60 grammes par litre d'eau.

Avoine. — Les semences de l'avoine, dépouillées de leur enveloppe, portent le nom de *gruau*. La décoction, préparée en faisant bouillir pendant une heure 32 grammes de gruau dans deux litres d'eau, s'emploie comme adoucissante.

Blé. — L'enveloppe extérieure du blé, qui est le

(1) Voyez *Pervenche*.

son, sert à faire des lavements et des bains calmants et rafraîchissants.

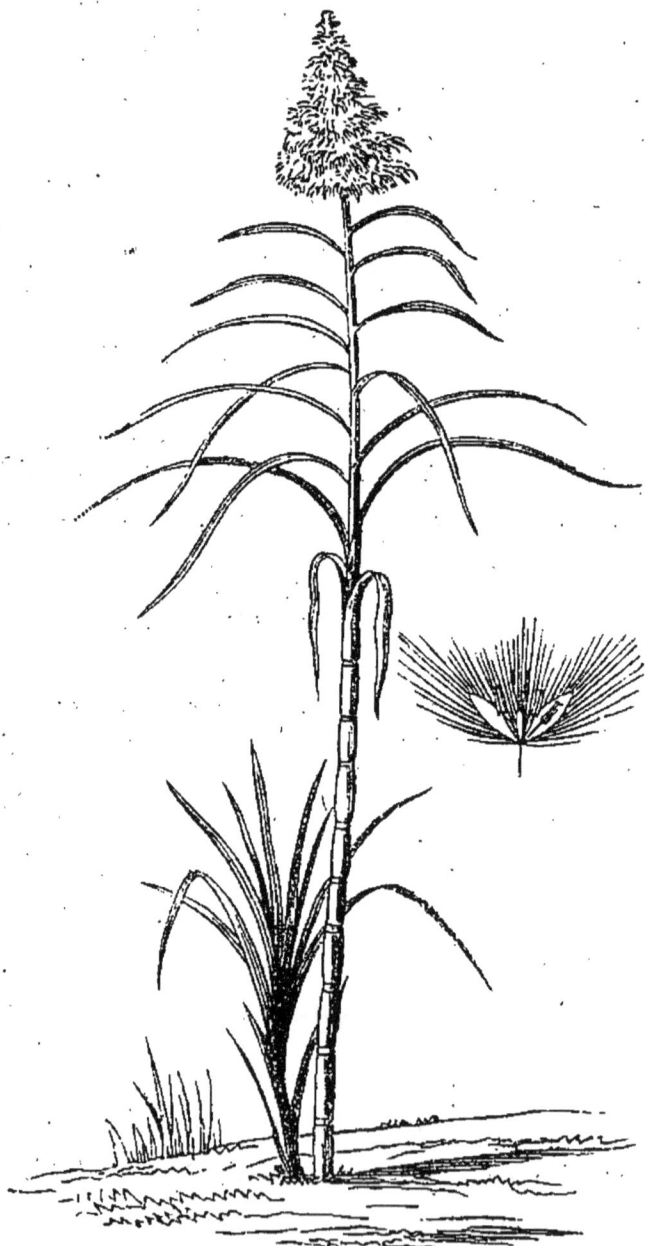

Fig. 5. — Canne à sucre.

Canne à sucre (*fig.* 5). — La canne à sucre, originaire de l'Inde a été transportée en 1506 dans le nouveau monde ; on en extrait le sucre, dont l'usage est connu de tous.

Chiendent. — On emploie les racines de chiendent en décoction comme apéritives et diurétiques.

Le *chiendent pied-de-poule* a les mêmes propriétés.

Maïs ou **blé de Turquie.** — La graine du maïs, connue sous le nom de *blé de Turquie*, donne une fécule alimentaire. L'absence du gluten rend cette fécule impropre à faire du pain de bonne qualité ; mais on en fait une bouillie qui est recommandée aux convalescents ; elle produit de bons effets chez les individus affectés de maladies chroniques des voies digestives.

Orge. — L'orge entre dans la composition de la bière. On dit que l'orge est *mondé*, quand il est privé de sa première pellicule, *perlé* quand il est privé de tous ses téguments et arrondi par une action mécanique.

On prépare la tisane d'orge en faisant bouillir 32 grammes d'orge mondé dans 1 kil. 250 grammes d'eau que l'on sucre avec sirop ou racine de réglisse.

La tisane d'orge est adoucissante.

Seigle. — On en fait un pain très-rafraîchissant et des cataplasmes émollients.

Seigle ergoté. — On nomme *seigle ergoté* (*fig.* 6), le seigle attaqué par un champignon appelé *ergot*. On l'emploie à raison de l'action spéciale qu'il

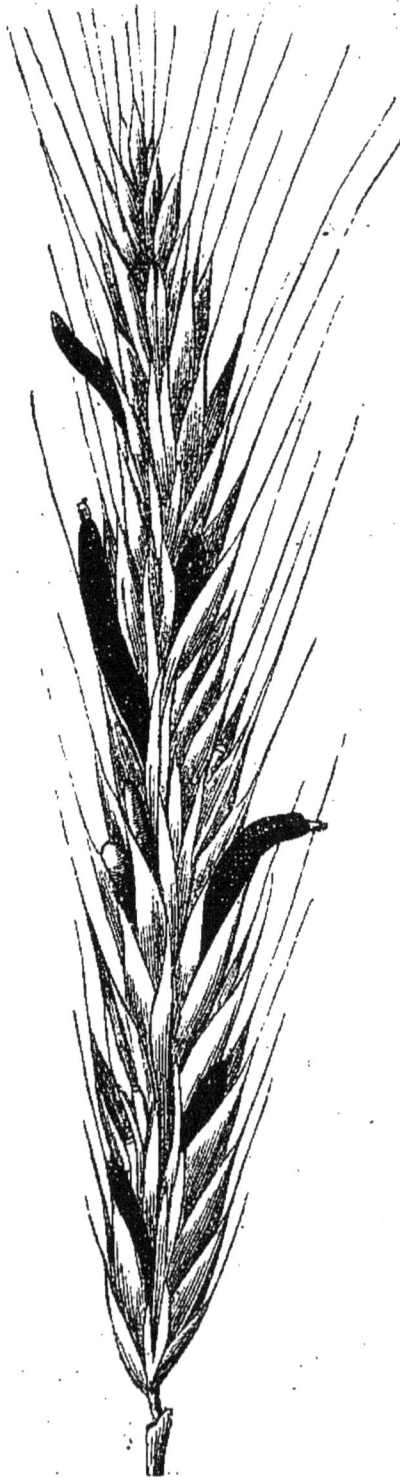

Fig. 6. — Seigle ergoté.

exerce sur la matrice ; il peut être utile dans les accouchements difficiles, mais encore ne doit-il être employé que sur l'avis du médecin.

Bambou. — Le bambou est une plante équatoriale, qui s'élève à la hauteur des plus grands arbres et dont les jeunes tiges fournissent des cannes.

3e Classe.

Un cotylédon, étamines attachées au calice.

Les principales familles de la troisième classe sont les *palmiers*, les *aroïdées*, les *liliacées*, les *asparaginées*, les *joncées*, les *colchicacées*, les *iridées* et les *narcissées*.

PALMIERS.

Les palmiers sont des plantes exotiques des pays chauds, qui comprennent :

Le *dattier*,
Le *cocotier*,
Le *sagoutier*,
Le *chou-palmiste*.

Le **dattier** (*fig.* 7), très-commun dans l'Inde et le nord de l'Afrique, produit un fruit appelé *datte* qui fait partie des quatre fruits pectoraux.

Le **cocotier**, dont le fruit ou *coco* renferme un lait rafraîchissant et sucré. La chair de l'amande est d'un blanc de neige et succulente, elle sert à préparer des émulsions adoucissantes. La liqueur

par la fermentation donne une sorte de vin appelé *vin de palme*.

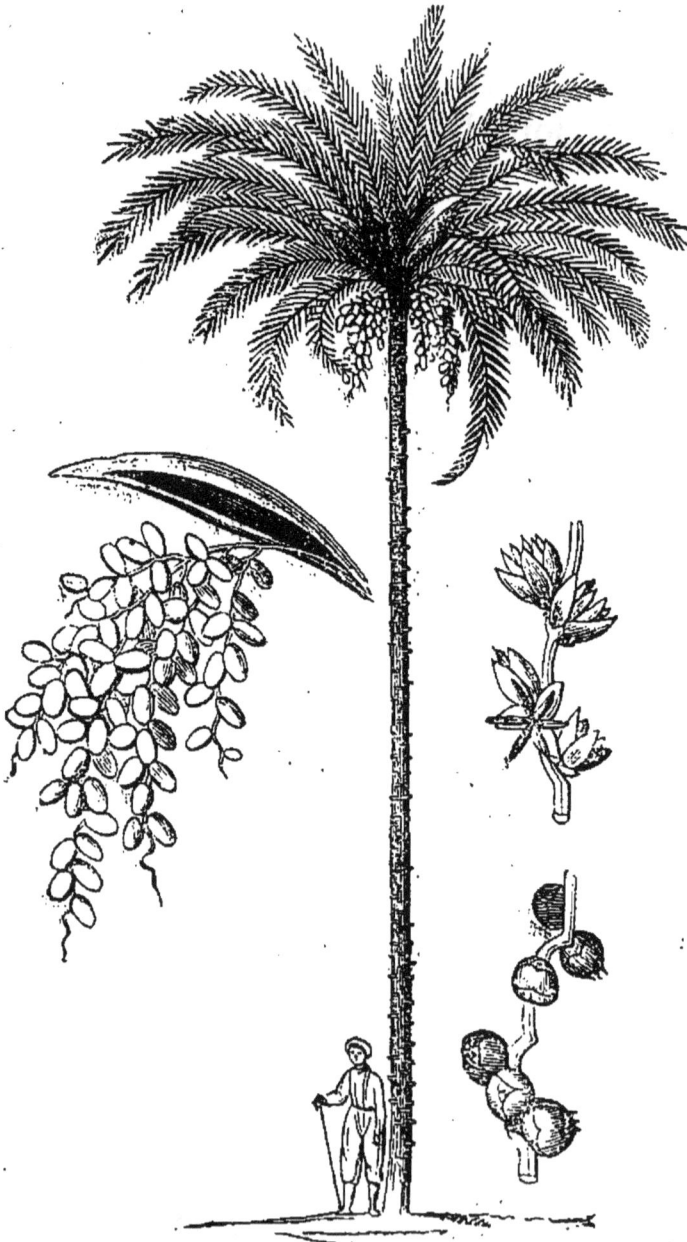

Fig. 7. — Dattier.

Le **sagoutier** (*fig.* 8), duquel on extrait le *sagou*,
sorte de fécule propre aux estomacs débiles.

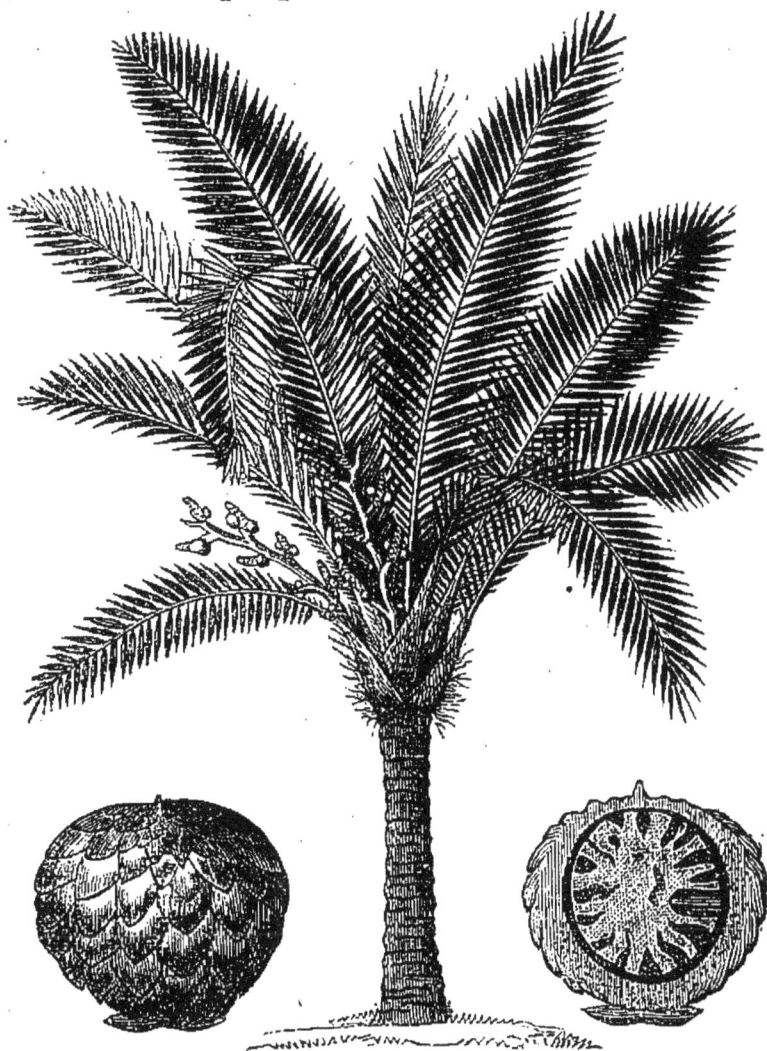

Fig. 8. — Sagoutier.

Le **chou-palmiste,** dont on mange le bourgeon;
il a la saveur de l'artichaut.

AROIDÉES.

Les aroïdées renferment :

L'*acorus calamus* (roseau odorant),

L'*arum* (pied-de-veau, gouet),
L'*arum serpentaire*.

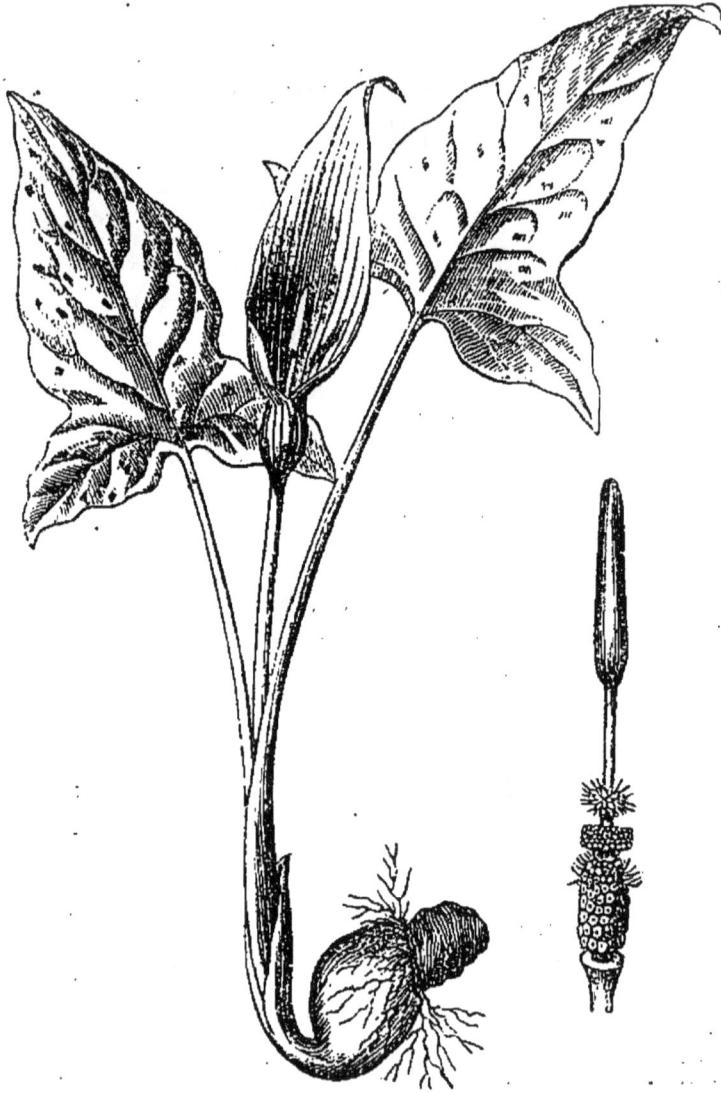

Fig. 9. — Arum serpentaire.

Acorus calamus. — Il croît dans les fossés marécageux de l'Alsace, de la Belgique, de la Bretagne, de la Normandie, des Vosges, etc.

L'odeur de la racine sèche est agréable et persistante. L'acore est une plante excitante qui sert dans l'aménorrhée, chez les femmes lymphatiques et prédisposées à la chlorose.

Arum (pied-de-veau). — C'est un poison violent. Privé de son principe âcre par la dessiccation, il peut devenir un aliment précieux à raison de la grande quantité de fécule qu'il contient.

Néanmoins, il est préférable de n'en point faire usage.

Arum serpentaire (*fig.* 9). — Les propriétés de l'arum serpentaire sont les mêmes que celles du *pied-de-veau.*

LILIACÉES.

Les liliacées comprennent :

Le *lis blanc,*

L'*ail,*

L'*aloès,*

La *fritillaire* (couronne impériale),

La *tulipe,* la *jacinthe,* etc.

Lis blanc. — Plante dont le bulbe est employé à l'extérieur comme maturatif, après qu'on l'a fait cuire sous la cendre.

Ail. — C'est un stimulant très-actif. On le fait quelquefois entrer dans des cataplasmes maturatifs et des sinapismes, pour les rendre plus excitants. Infusé dans du lait, il est employé à l'intérieur comme vermifuge à la dose de 4 à 1! grammes pour 500 grammes en décoction.

Les principales espèces de l'ail sont : l'*oignon*, la *civette*, l'*échalote* et le *poireau* que les gens de la campagne emploient comme diurétique.

L'aloès est une substance gommo-résineuse que l'on retire des feuilles épaisses et charnues d'un grand nombre d'*aloès*.

Dans le commerce on en distingue trois espèces qui sont :

L'*aloès socotrin* (*fig.* 10),
L'*aloès hépatique*,
L'*aloès caballin*.

On retire ces trois espèces d'aloès des

Aloe soccotrina,
Aloe spicata,
Aloe vulgaris.

Leurs différences proviennent du mode d'extraction que l'on emploie.

Le **socotrin** (*fig.* 10) s'obtient en incisant les feuilles transversalement et d'une manière irrégulière. Il provient alors du tissu cellulaire central qui seul peut donner un principe vraiment actif de l'aloès. Le socotrin du reste est le plus estimé dans le commerce.

L'hépatique est retiré des feuilles par la pression ; aussi est-il moins pur que le socotrin.

Le **caballin** s'obtient, en broyant les débris des feuilles. Il est presque noir, et contient beaucoup de matières étrangères. Il n'est guère employé que dans la médecine vétérinaire.

L'*aloès* est tonique, purgatif et drastique suivant
les doses : comme tonique, 5 centigrammes à 20

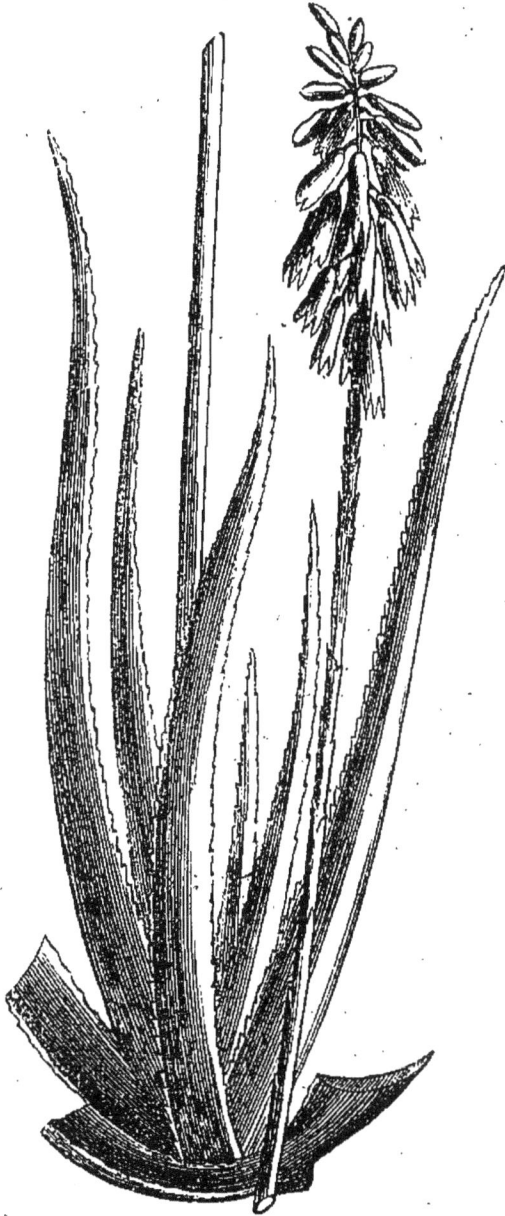

Fig. 10. — Aloès socotrin.

en poudre ; comme purgatif, 30 centigrammes
à 1 gramme 40. L'*aloès* provoque la menstruation.

Fritillaire. — Le bulbe de la fritillaire renferme un principe d'odeur nauséeuse, âcre et drastique à haute dose, purgeant sans colique à plus faible dose.

La fritillaire est sans usages.

La **tulipe**, la **jacinthe**, la **tubéreuse**, l'**hémérocalle** sont des plantes d'ornement.

ASPARAGINÉES.

Parmi les asparaginées on distingue :

L'*asperge*,
Le *muguet*,
Le *petit houx* (fragon épineux),
La *salsepareille*,
Le *sceau-de-Salomon*.

Asperge. — La rapidité avec laquelle les asperges communiquent à l'urine une odeur forte et désagréable, prouve l'action qu'elles exercent sur l'appareil urinaire. Mais cette action est souvent plus nuisible qu'utile, en ce qu'elle irrite la vessie, et dans ce cas, l'asperge ne peut être employée utilement que dans la paralysie de cet organe.

L'asperge et le sirop de pointes d'asperges jouissent de la propriété de ralentir les palpitations du cœur, et sont en cela préférables à la digitale pourprée qui irrite l'estomac. L'*asperge* fait partie des cinq racines apéritives majeures.

Muguet. — La fleur pulvérisée du muguet fournit une poudre sternutatoire.

Petit-houx (*fragon épineux*). — La racine fait partie des racines dites *apéritives mineures*. Elle est diurétique.

Dose: Décoction, 40 à 60 grammes par litre d'eau.

Salsepareille (*fig. 11*). — Elle est employée par-

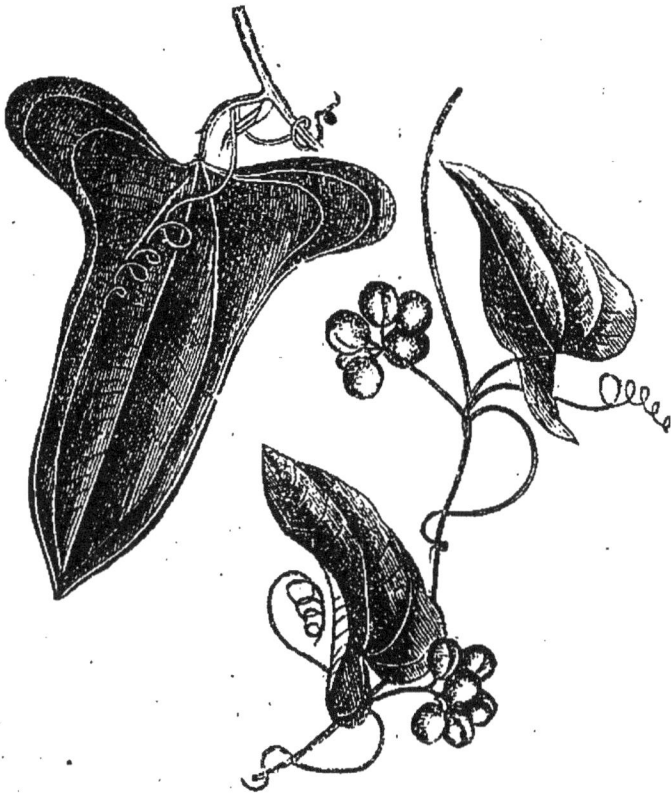

Fig. 11. — Salsepareille.

ticulièrement dans le traitement des maladies vénériennes, en infusion (32 à 60 grammes par litre), mais elle convient également dans toutes les maladies où il faut activer l'action de la peau.

La *salsepareille* nous vient de Honduras (Mexique), du Brésil et du Pérou.

La *salsepareille de Honduras* est la plus estimée ;

sa racine, fort longue, a au-dehors une couleur grise, qui cependant paraît noirâtre à cause de la terre qui la recouvre. Sa partie corticale intérieure est d'un blanc rosé, et recouvre un cœur ligneux blanc. Elle a une saveur fade et une odeur terreuse.

La *salsepareille du Brésil* (dite de Portugal) est d'un rouge terne à l'extérieur et tout à fait blanche à l'intérieur; sa saveur est un peu amère.

La *salsepareille du Pérou* (ou caraque) est généralement très-propre, d'un gris pâle au dehors, rosée à l'intérieur.

Elle est presque insipide.

Sceau-de-Salomon. — Le fruit du sceau-de-Salomon est vomitif. Sa racine est très-vantée, dans les campagnes, comme remède contre les panaris.

JONCÉES.

Les joncées sont des plantes herbacées vivaces, rarement annuelles, qui croissent la plupart dans les marécages.

COLCHICACÉES.

Le **colchique** (*tue-chien*) est un poison violent. A petites doses, le colchique est purgatif et diurétique.

Le vin de colchique est employé avec succès dans le rhumatisme syphilitique.

IRIDÉES.

Les iridées comprennent :

Iris des marais,
— *des jardins* et *de Florence,*
Safran.

Iris des marais. — Il croît dans les lieux aquatiques, où ses fleurs jaunes le font aisément remarquer.

Iris des jardins. — Il vient spontanément dans les lieux incultes et arides. Il est cultivé, dans les jardins, pour la beauté de ses fleurs.

Iris de Florence. — La racine de l'iris de Florence est plus blanche que celle des précédentes espèces. Elle a une odeur de violette très-prononcée. On s'en sert pour faire les pois à cautère.

Safran. — On donne le nom de safran aux stigmates de la fleur du crocus.

Le safran, originaire d'Asie, est cultivé maintenant en Espagne et en France, et celui du Gâtinais est le plus estimé. Il est souvent falsifié avec la fleur de carthame (safran bâtard). Mais ce dernier est facile à reconnaître, il n'a pas l'odeur agréable du safran. Ce dernier est un emménagogue puissant.

Dose : infusion, 1 gramme pour 500 grammes d'eau.

NARCISSÉES.

Les narcissées comprennent :

Les **narcisses** dont l'espèce sauvage, *narcisse des*

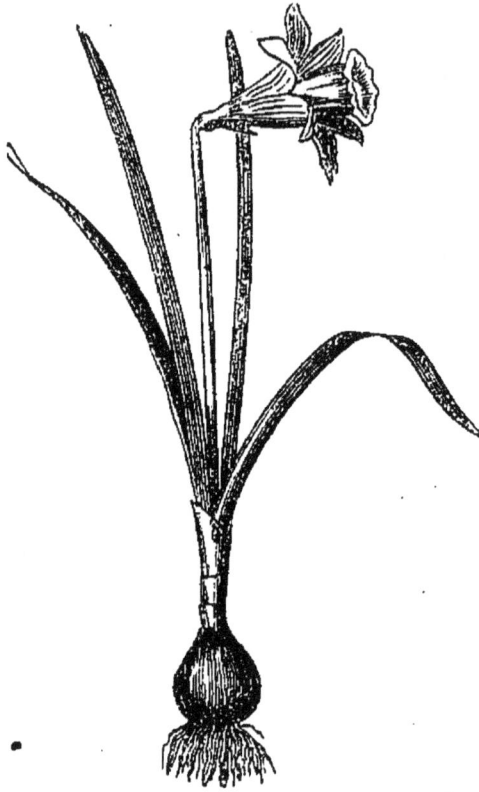

Fig. 12.— Narcisse des prés.

prés (*fig.* 12), a des feuilles longues et étroites, des fleurs jaunes, un bulbe visqueux et légèrement âcre. Les fleurs sont antispasmodiques, sous forme d'infusion ou de sirop.

Dose : infusion, 1 à 2 grammes pour 125 grammes d'eau.

Ananas (*fig.* 13). —Plante de l'Inde et de l'Amérique méridionale qui produit le fruit appelé aussi *ananas*. Ce fruit, de la grosseur des deux poings, a

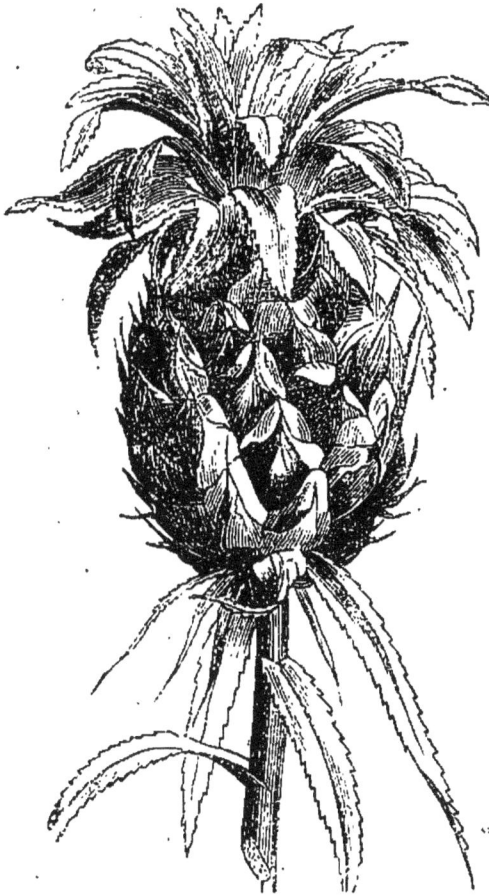

Fig. 13. — Ananas.

la forme d'un cône de pin, une belle couleur jaune doré. Ce fruit est délicieux et rafraîchissant.

Les **agaves** d'Amérique, qui croissent à Cuba et au Mexique, fournissent une liqueur sucrée qui a la saveur du cidre. La racine est souvent substituée à celle de la salsepareille.

4ᵉ Classe.

Un cotylédon; étamines attachées au pistil.

Les principales familles de la quatrième classe,

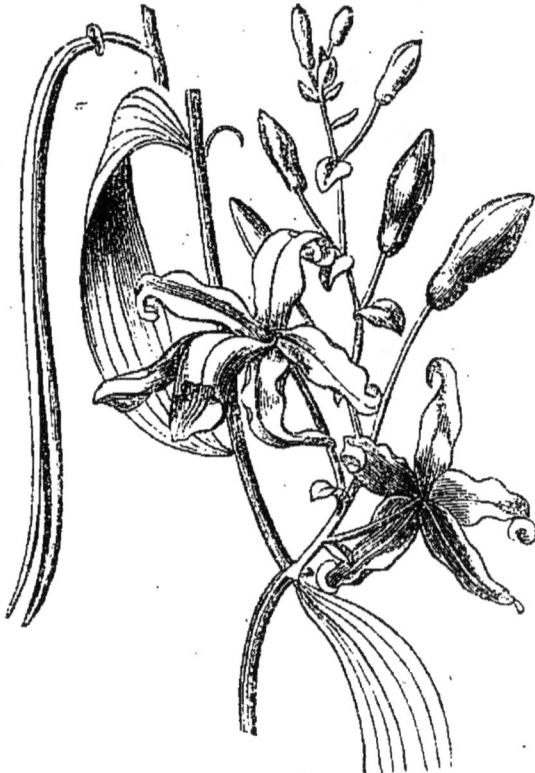

Fig. 14. — Vanille.

sont : les *orchidées*, les *bananiers*, les *balisiers*, etc.

ORCHIDÉES.

Les orchidées comprennent :

L'*orchis*,

Le *vanillier*.

L'orchis est ainsi appelé à cause de la forme de ses racines, qui sont bulbeuses.

C'est avec les bulbes de différentes espèces d'orchis qu'on prépare le *salep*.

Le salep est une fécule tonique, qui convient aux convalescents.

Vanillier. — Le vanillier (*fig.* 14), arbuste de l'Amérique, produit un fruit ou gousse longue de 25 à 27 centimètres, et remplie de graines noires, que l'on connaît sous le nom de *vanille*.

La vanille a une odeur aromatique extrêmement agréable. Elle est stimulante, mais plutôt employée pour parfumer les crèmes, le chocolat, les liqueurs de table.

BANANIERS.

Bananier. — Il est originaire de l'Inde, il a une tige haute de 5 à 6 mètres environ, et surmontée d'un long et large feuillage. Les fruits ou baies (bananes) fournissent un aliment sain et agréable.

BALISIERS.

Les balisiers comprennent :

Le *gingembre*,
Le *souchet long* et *rond*,
Le *souchet des Indes* (curcuma).

Gingembre (*fig.* 15). — La racine de gingembre nous vient des Antilles, et surtout de la Jamaïque.

La saveur de cette racine est âcre et brûlante. Elle est très-stimulante.

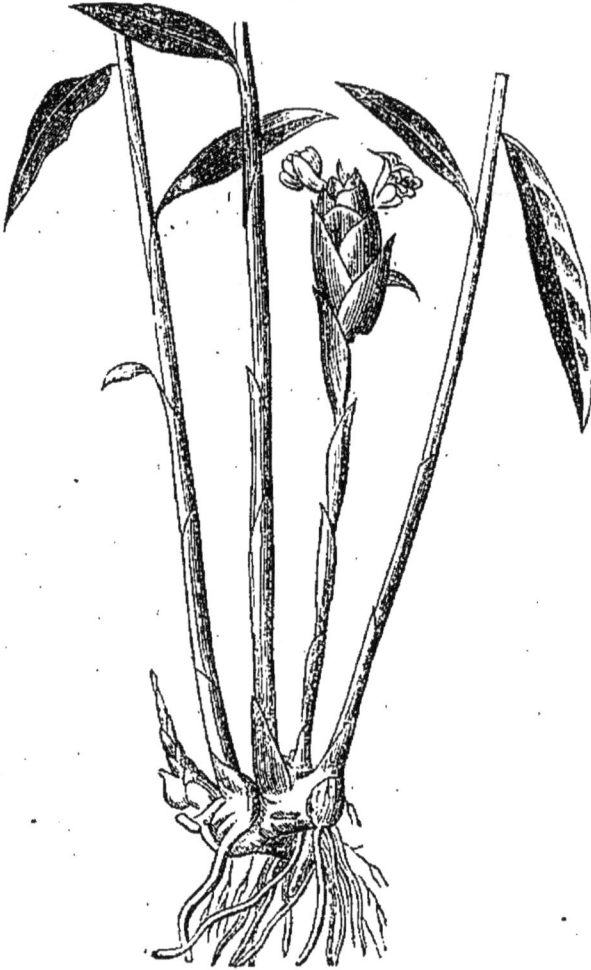

Fig. 15. — Gingembre.

Souchet. — Les racines du souchet sont très-aromatiques et stimulantes.

Curcuma. — La racine fournit un principe colorant jaune.

III

DICOTYLÉDONES.

5e Classe.

Deux cotylédons ; fleurs sans pétales ; étamines attachées au pistil.

La principale famille de la cinquième classe est celle des *aristolochiées*.

ARISTOLOCHIÉES.

Les aristolochiées comprennent :

Aristoloches longue et *ronde*,
Aristoloche clématite,
Asaret (oreille-d'homme).

Les racines des différentes sortes d'**aristoloches** sont employées comme toniques ; on les regarde aussi comme emménagogues.

L'asaret cabaret est un succédané de l'ipécacuanha. La poudre de sa racine est usitée comme sternutatoire.

6e Classe.

Deux cotylédons ; fleurs sans pétales ; étamines attachées au calice.

Les principales familles de la sixième classe sont : les *laurinées*, les *polygonées*, les *chénopodées*, etc.

LAURINÉES.

Les laurinées comprennent :

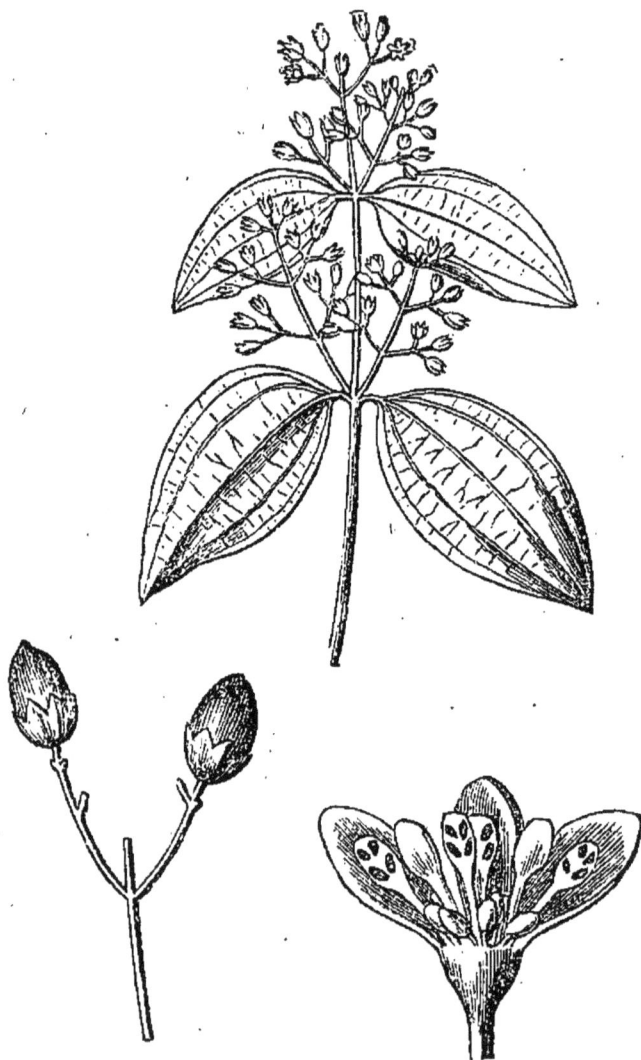

Fig. 16. — Vrai cannellier.

Laurier noble,
Laurier cannellier,
Laurier camphrier,
Muscadiers.

Laurier noble. — Arbre originaire de l'Asie Mineure, que l'on cultive dans les jardins pour ses usages culinaires et médicaux. On retire des fruits une huile volatile désignée sous le nom d'*huile de laurier*.

Laurier cannellier (*fig*. 16). — Le laurier cannellier, originaire des contrées orientales de l'Asie, est cultivé particulièrement dans l'île de Ceylan, d'où nous vient la meilleure cannelle.

L'écorce de cannelle, qui provient des branches de trois à quatre ans, est en morceaux longs, durs, cassants et roulés; la couleur en est jaune-rougeâtre, l'odeur suave, la saveur chaude et sucrée.

Laurier camphrier. — Le laurier camphrier est un arbre qui croît en Chine et au Japon, des différentes parties duquel on retire le camphre, au moyen de la distillation.

Le *camphre* arrive en Europe à l'état brut et sous forme de poudre grise. On le raffine en le sublimant dans des matras avec de la chaux vive. Ainsi purifié, il est blanc, transparent, gras au toucher : c'est le camphre du commerce. Le camphre entre dans beaucoup de préparations pharmaceutiques ; mais on s'en sert aussi pour garantir les vêtements des ravages des insectes.

Muscadier. — Le muscadier est un arbre des Moluques, du genre *myristica*.

La noix du muscadier du commerce, qu'on appelle muscade, est l'amande de cette noix, dépouillée de ses différentes enveloppes. L'odeur de la muscade est forte et agréable, sa saveur est piquante et aromatique. La muscade, à petites doses, est bonne contre les faiblesses d'estomac et la diarrhée.

L'huile de muscade, souvent désignée sous le nom de *baume* ou *beurre de muscade*, nous vient toute préparée, en briques carrées, solides, d'un jaune rougeâtre marbré, d'une odeur de muscade; elle entre dans le baume nerval.

POLYGONÉES.

Les polygonées comprennent :

Bistorte,
Oseille commune,
Patience aquatique,
    —   *blanche,*
    —   *rouge sang-dragon,*
    —   *sauvage,*
Persicaire (plantain rosa),
    —   (poivre d'eau),
Rhubarbe de Chine,
Rhubarbe de France (rhapontic),
Sarrasin (blé noir),
Traînasse renouée.

Bistorte (*fig.* 17). — La racine de bistorte est un astringent aussi puissant que celle de ratanhia, et doit être préférée à cette dernière, parce qu'elle est plus commune dans notre pays. Elle est utile contre les flux muqueux, les hémorrhagies, les écoulements de l'urèthre, les leucorrhées, les

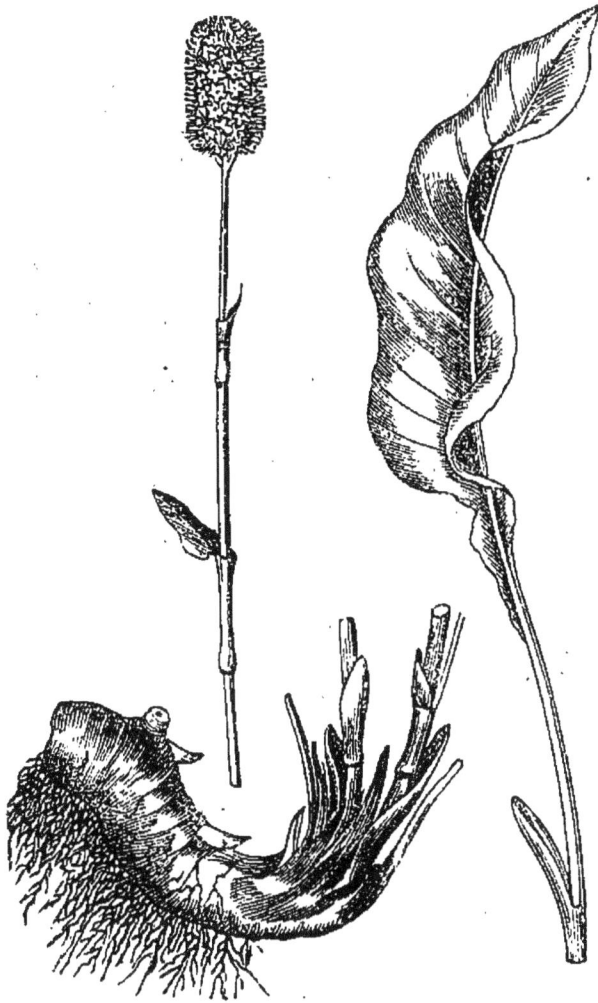

Fig. 17. — Bistorte.

diarrhées, la dyssenterie. Elle est utile également, en lavement, contre les fissures à l'anus.

Dose à l'intérieur : décoction, 30 à 60 grammes par litre d'eau.

Oseille commune. — L'oseille, mêlée à la poirée, au cerfeuil et à la laitue, constitue un aliment sain ; seule, elle irrite l'estomac.

On en prépare des bouillons laxatifs (bouillon aux herbes).

Patience. — La patience officinale est dépurative et antiscorbutique. On l'emploie récente ou sèche en décoction (15 à 30 grammes par litre d'eau.)

Rhubarbe. — A faible dose (20 à 40 centigrammes), la rhubarbe de Chine agit comme tonique ; à dose plus forte (4 grammes), elle devient purgative.

Rhapontic. — La racine de rhapontic présente les mêmes propriétés médicales que la rhubarbe de Chine, mais à un plus faible degré.

Sarrasin, ou **blé noir.** — Les graines servent à faire un pain médiocre dans l'ouest de la France.

CHÉNOPODÉES.

Parmi les chénopodées on distingue :

Ambroisie (thé du Mexique),
Ansérine (bon-Henri),
Bette, ou *poirée,*
Camphrée de Montpellier,
Épinard,
Salsolas,
Vulvaire.

Ambroisie ou **thé du Mexique,** préconisé comme stomachique, sudorifique et emménagogue.

Dose: infusion, 20 à 25 grammes par litre d'eau.

Ansérine ou **bon-Henri**, dont on mange les feuilles comme celles de l'épinard.

Bette ou **poirée**. — La poirée est une plante herbacée dont on mange les feuilles mêlées à celles de l'oseille ; on l'emploie aussi pour préparer des cataplasmes émollients et pour panser les vésicatoires. La racine tubéreuse et charnue de la bette poirée fournit la betterave avec laquelle on est parvenu à faire un sucre identique à celui de canne.

Camphrée de Montpellier. — Les feuilles de la camphrée, froissées, exhalent une odeur de camphre que la culture leur fait perdre.

La camphrée est regardée comme diurétique et sudorifique, mais peu usitée.

Dose à l'intérieur : infusion, 8 à 12 grammes, pour 500 grammes d'eau.

Épinard. — Les feuilles de l'épinard constituent un aliment sain, mais peu nourrissant.

Elles sont émollientes et légèrement laxatives.

Salsolas. — Les salsolas sont des plantes marines qui donnent de la soude, par la combustion.

Vulvaire. — La vulvaire est, dit-on, antispasmodique. Elle est surtout utile dans l'hystérie.

7ᵉ Classe.

Deux cotylédons ; fleurs sans pétales ; étamines insérées sous le pistil.

AMARANTACÉES.

La principale famille de la septième classe est celle des amarantacées.

Les amarantacées comprennent diverses espèces d'**Amarantes** (*queue-de-renard*, *crête-de-coq*, etc.), dont la thérapeutique ne tire aucun emploi.

8ᵉ Classe.

Deux cotylédons ; fleurs à un pétale ; corolle insérée sous le pistil.

Les principales familles de la huitième classe sont les *jasminées*, les *apocynées*, les *borraginées*, les *convolvulacées*, les *solanées*, les *scrophulariées*, les *labiées*.

JASMINÉES.

Les jasminées comprennent :

Jasmin,
Lilas,
Frêne commun,
Olivier,
Troëne.

Jasmin. — Recherché pour son arome.

Frêne commun. — C'est particulièrement sur le frêne commun qu'on recueille les cantharides.

Christophe Helwig l'a surnommé le *quinquina d'Europe*, mais l'action de l'écorce de frêne est bien inférieure à celle du quinquina.

Les feuilles de frêne sont, dit-on, purgatives ;

du reste l'arbre produit la *manne* dont on connaît les effets.

Olivier. — Le fruit de l'olivier (*olive*) s'emploie comme aliment et comme assaisonnement. Il fournit aussi une huile grasse, connue sous le nom d'huile d'olive, qui est relâchante et adoucissante.

Troëne. — Le troëne, tout à fait inusité de nos jours, possède cependant des propriétés astringentes et détersives incontestables. Il peut servir dans : les maux de gorge, les engorgements, la diarrhée.

APOCYNÉES.

Les apocynées comprennent :
L'*asclépiade* (dompte-venin),
Le *laurier-rose*,
La *pervenche grande et petite*,
Les *strychnos*.

Asclépiade (*fig.* 18). — L'asclépiade était autrefois considérée comme contre-poison, elle est aujourd'hui rangée parmi les apéritifs et les diurétiques.

Dose à l'intérieur : décoction (racine), 15 à 30 grammes par litre d'eau.

Laurier-rose. — Le laurier-rose est un arbrisseau dont on s'est servi, en extrait, pour le traitement de la gale. C'est un médicament qui demande beaucoup de circonspection, à cause des empoisonnements qu'il peut causer.

Pervenche. — La pervenche, à petite dose,

agit comme tonique et astringente. A dose plus
élevée, elle est légèrement purgative et diaphoré-

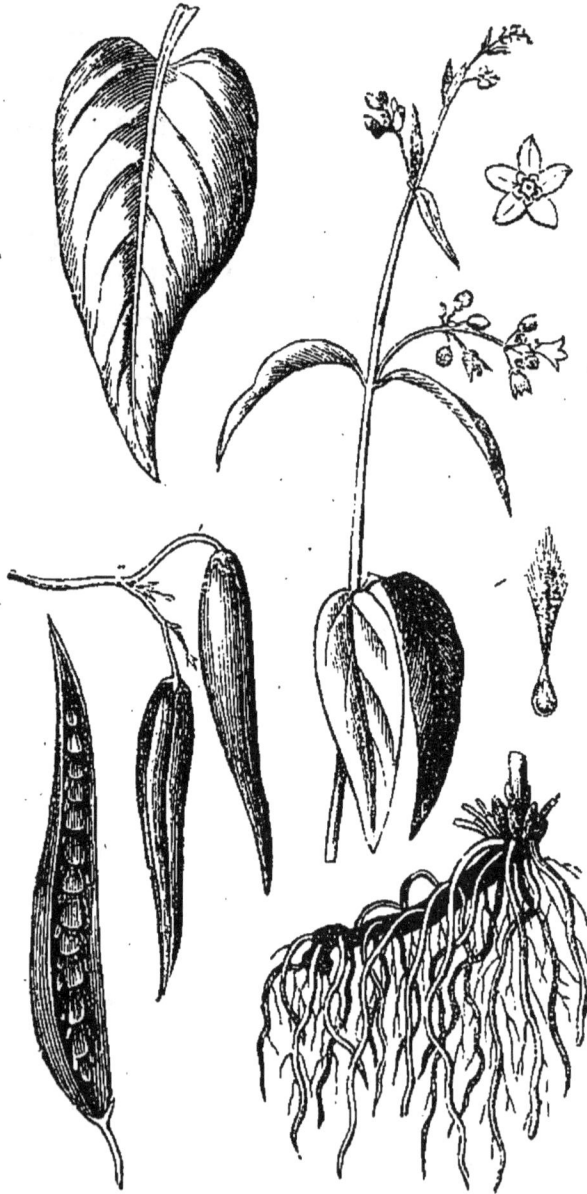

Fig. 18. — Asclépiade.

tique ; aussi une décoction faite avec 32 grammes
de canne de Provence et 8 grammes de pervenche

est-elle un remède vulgairement employé par les femmes qui cessent d'allaiter et qui veulent *faire passer leur lait.*

Strychnos. — Les strychnos sont des arbrisseaux de l'Inde, dont les graines fournissent la *noix vomique*, la *fève de Saint-Ignace*, poisons violents, et l'*upas tieuté*, substance vénéneuse dont les Javanais se servent pour empoisonner leurs flèches, et dont la plus petite quantité suffit pour donner immédiatement la mort.

BORRAGINÉES.

La famille des borraginées comprend :

Bourrache,
Buglosse grande ou *officinale,*
Consoude grande,
Cynoglosse (langue-de-chien),
Grémil (herbe aux perles),
Héliotrope sauvage, (herbe aux verrues),
Lycopside (petite buglosse des champs),
Myosotis (ne-m'oubliez-pas),
Pulmonaire des bois officinale,
Vipérine buglosse.

Les borraginées, en général mucilagineuses et émollientes, sont la plupart diurétiques et sudorifiques.

La **bourrache** est surtout vendue dans le commerce comme sudorifique.

La **grande consoude** (*fig.* 19), à laquelle on attribue souvent une action astringente, ne jouit de cette propriété qu'à un très-faible degré ; elle est surtout émolliente, on y a trouvé de l'asparagine.

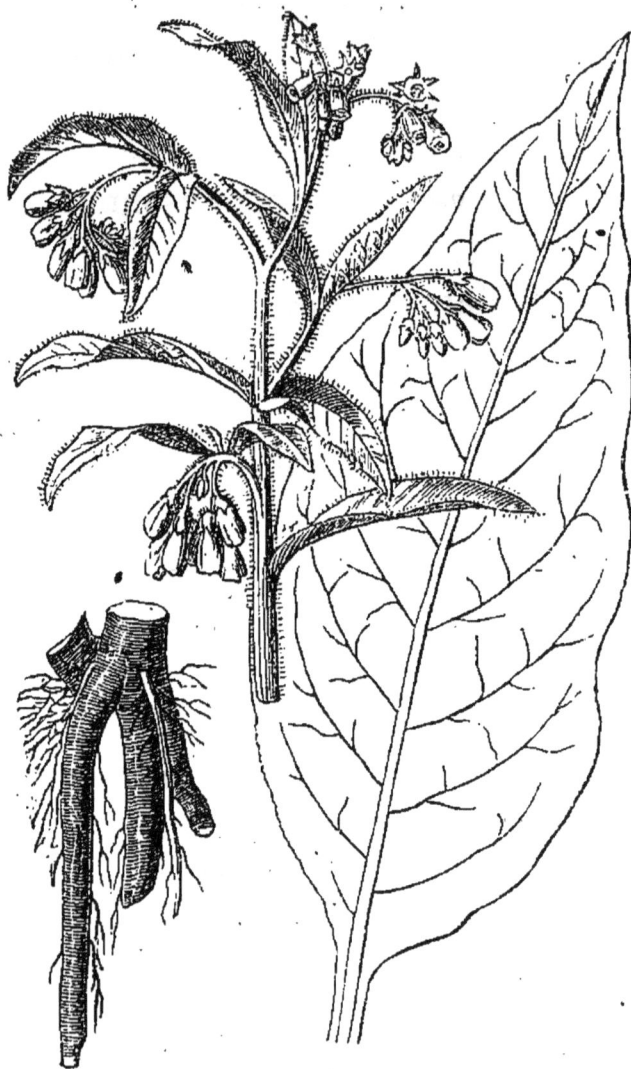

Fig. 19. — Grande consoude.

La **cynoglosse** est antispasmodique et narcoti- que. Les pilules dites *pilules de cynoglosse* doivent leurs propriétés au safran, au castoréum, et surtout à l'opium que la racine de cynoglosse contient.

CONVOLVULACÉES.

Les convolvulacées comprennent :

Liseron,

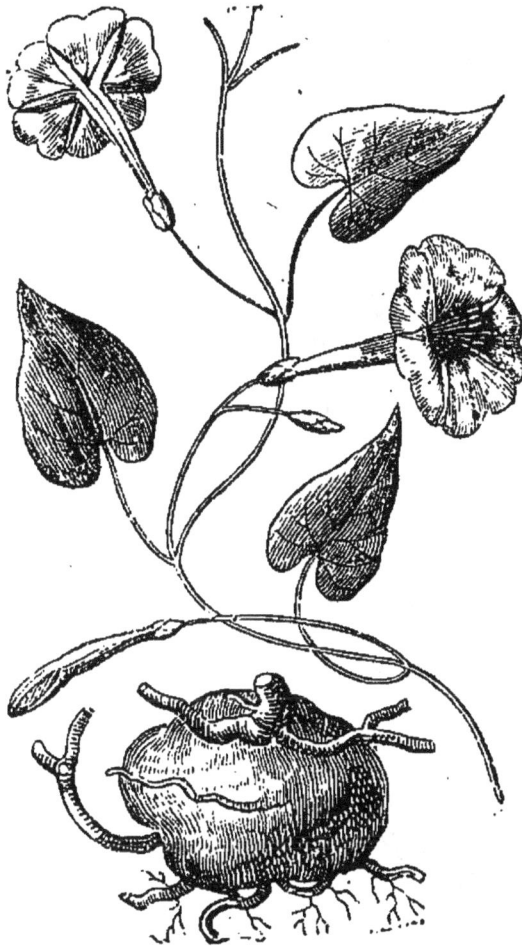

Fig. 20. — Jalap.

Jalap,
Patate.

Parmi les convolvulacées, on distingue comme plantes utiles en médecine :

Le **jalap** (*fig.* 20) dont on trouve la racine, dans le commerce, en grosses rouelles ou en morceaux ar-

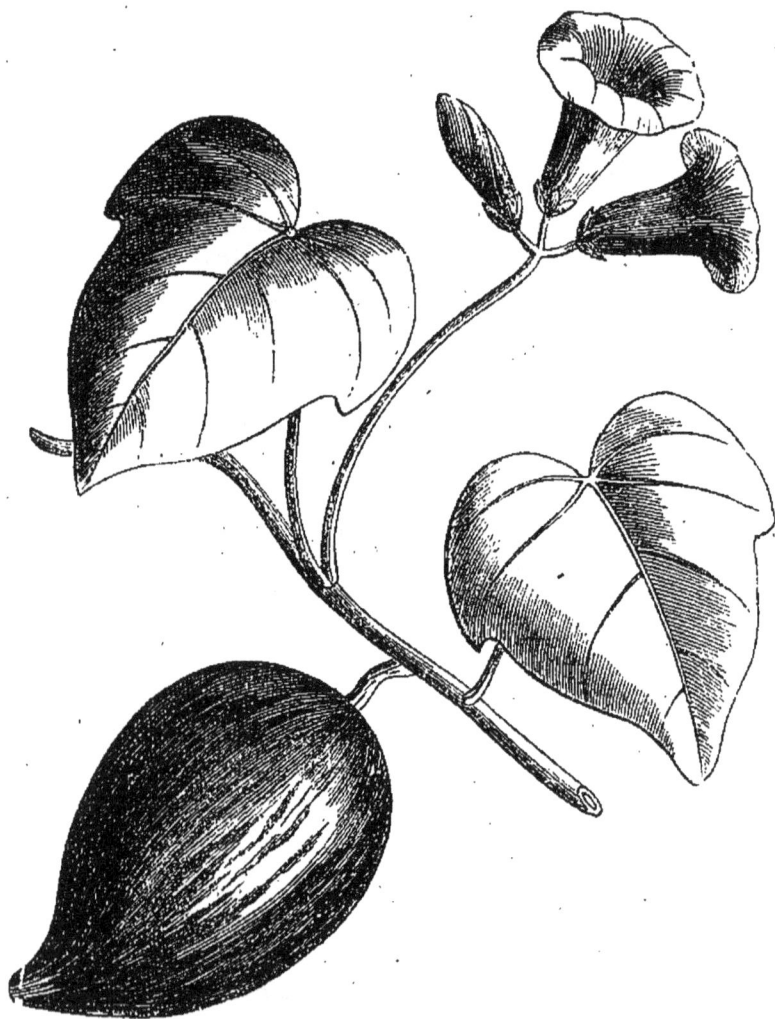

Fig. 21. — Patate.

rondis marqués circulairement d'une forte incision faite pour en faciliter la dessiccation. On lui substitue souvent la racine de bryone, qui est beaucoup plus blanche et plus légère, et qui a une saveur très-amère. La racine de jalap est un fort purgatif qu'on prescrit en poudre, à la dose de 1 gramme, 50 à 2 grammes, pour les adultes, d'environ 75 centi-grammes pour les jeunes gens.

Patate. — La patate (*fig.* 21) dont les racines tubéreuses et charnues fournissent un aliment sain.

SOLANÉES.

Les solanées comprennent :

> *Alkekenge* (coqueret),
> *Aubergine*,
> *Belladone* (bouton noir),
> *Calebassier*,
> *Datura stramonium* (pomme épineuse),
> *Douce-amère* (morelle grimpante),
> *Jusquiame noire*,
> *Liciet des haies*,
> *Morelle noire*,
> *Nicotiane* (tabac franc et rustique),
> *Piment* (poivre long, corail des jardins),
> *Tomate* (pomme d'amour).

Alkekenge ou **Coqueret.** — Les baies de l'alkekenge sont rafraîchissantes et diurétiques ; elles entrent dans le sirop dit de chicorée.

Aubergine. — L'aubergine donne un fruit charnu, de la grosseur d'un petit concombre, d'une couleur violacée, qu'on mange en salade dans le midi de la France.

Belladone. — On distingue deux sortes de belladones.

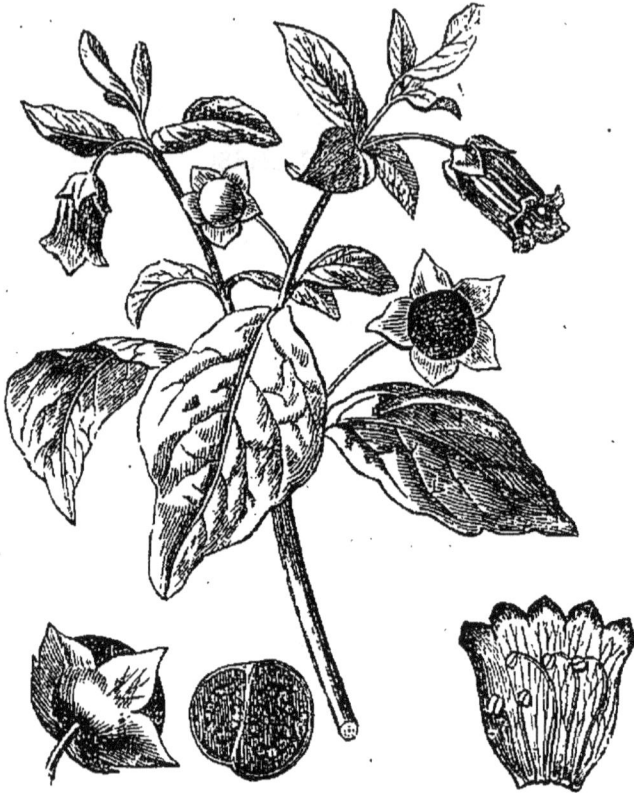

Fig. 22.—Belladone.

La *belladone commune* et la *mandragore*.

Toutes les parties de la *belladone commune* (*fig.* 22) sont un poison narcotico-âcre très-actif. Ses fruits sont particulièrement dangereux à cause de leur ressemblance avec les *guignes*.

Mandragore (*fig.* 23). — On se sert aujourd'hui de la mandragore contre l'aliénation mentale (racine en poudre : jusqu'à 1 gramme par jour).

Datura stramonium (*fig.* 24). — A dose un peu

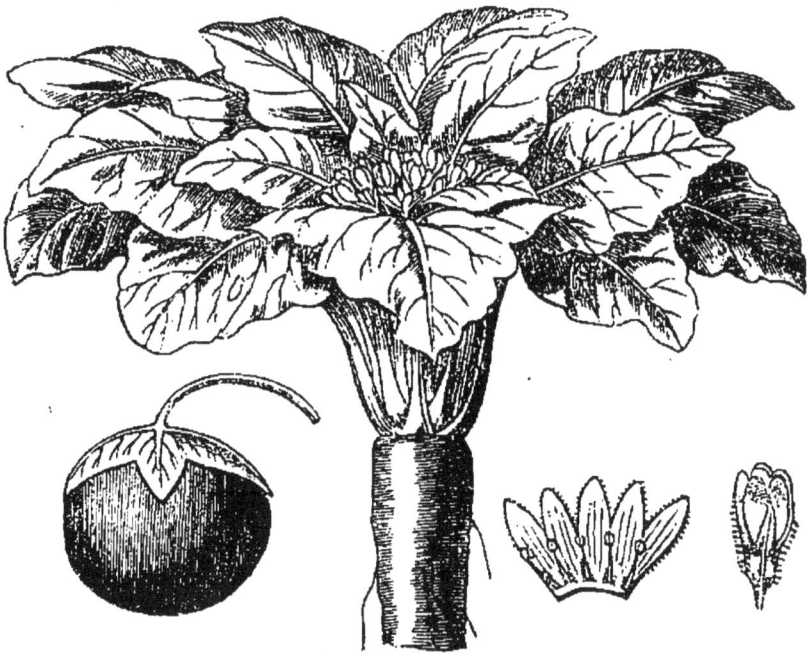

Fig. 23. — Mandragore.

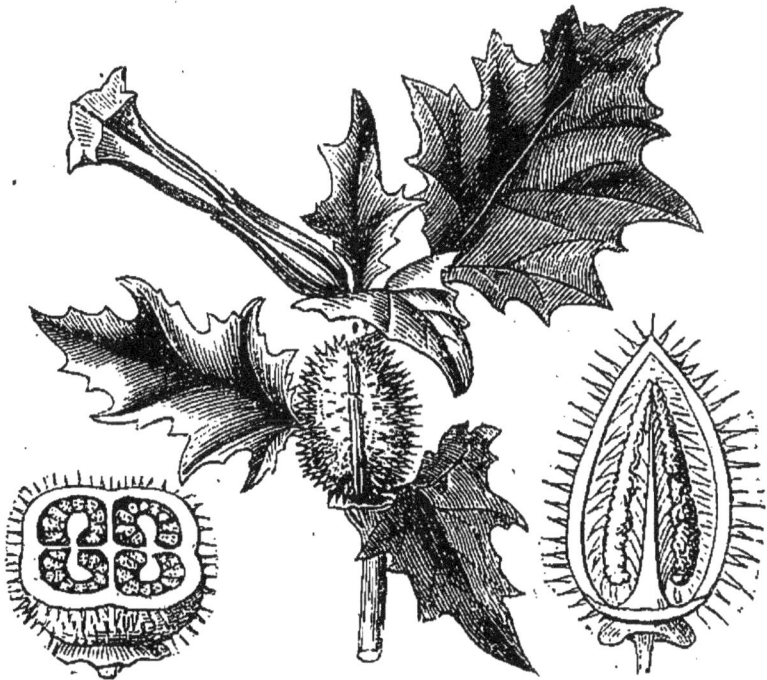

Fig. 24. — Datura stramonium.

élevée, le datura stramonium est un poison narco-tico-âcre des plus violents.

Après le vomissement qu'il faut se hâter d'exciter toujours, il faut administrer du vinaigre, qui est le meilleur antidote dans ce cas. Le stramonium paraît être utile contre les névralgies, la sciatique, les rhumatismes, etc.

Douce-amère (*fig.* 25). — On emploie les jeunes

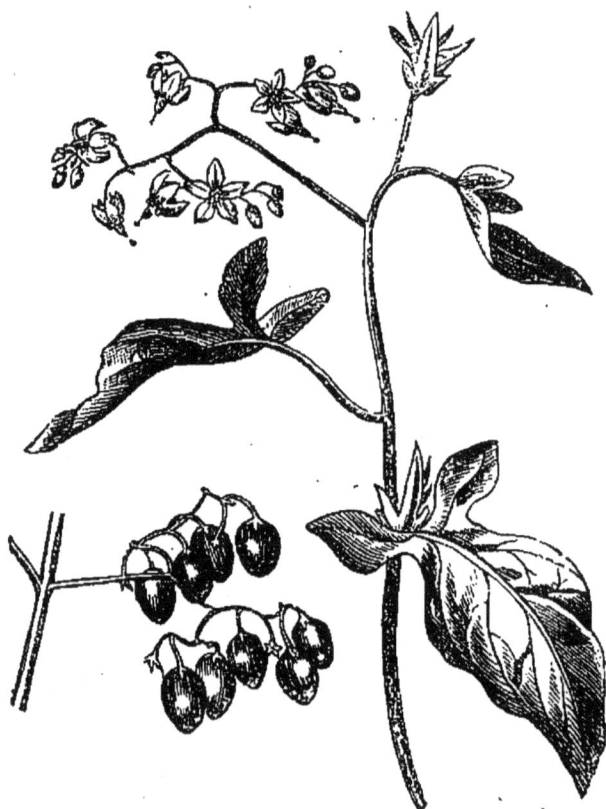

Fig. 25. — Douce-amère.

rameaux en décoction (16 grammes à 32 grammes dans 1 kilogr. d'eau), contre les affections dartreuses, le rhumatisme chronique, la goutte.

Jusquiame noire. — La jusquiame, à très-petite dose, est employée comme calmante ; à forte dose, elle agit comme poison narcotique.

Les feuilles de jusquiame entrent dans le baume tranquille et l'onguent *populeum*, et les semences dans les pilules de cynoglosse.

Morelle noire (*fig.* 26). — Comme la jusquiame,

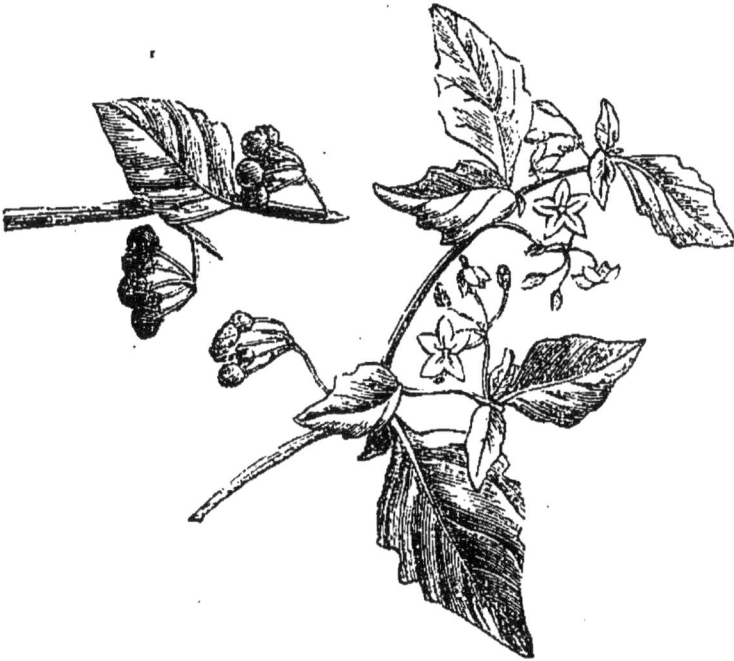

Fig. 26. — Morelle noire.

la morelle noire entre dans le baume tranquille et l'onguent populeum. Les feuilles servent à faire des cataplasmes adoucissants et des décoctions sédatives employées en lotion. La morelle noire n'est point vénéneuse, comme on l'a prétendu.

Dose à l'extérieur : décoction, 30 à 60 grammes par litre d'eau pour lotions, injections, bains.

Tabac (*fig.* 27). — Le tabac est irritant et narcotique. Il agit sur l'économie comme les autres
solanées vireuses, et peut occasionner l'empoisonnement. Cependant, on met quelquefois à

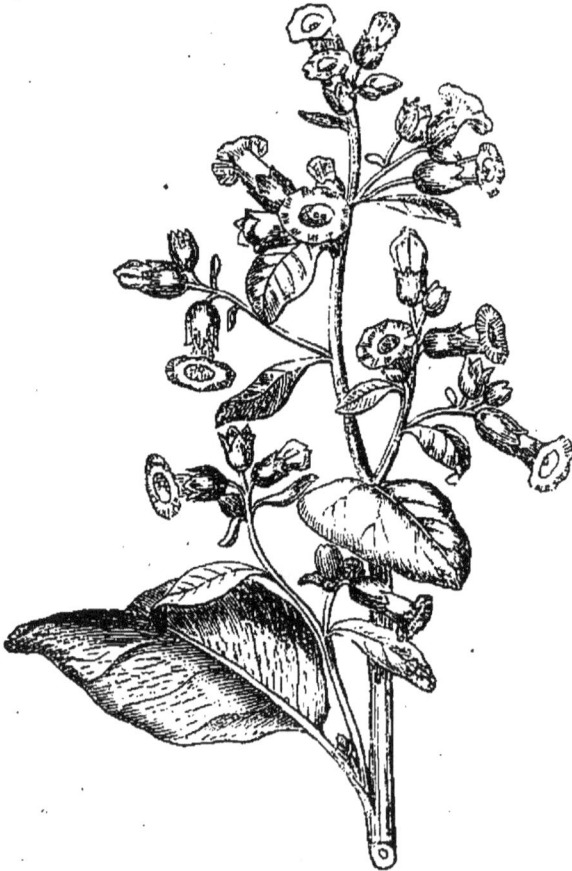

Fig. 27. — Tabac rustique.

profit l'action irritante du tabac. On peut faire
une décoction de tabac (8 grammes par litre),
pour laver certaines tumeurs indolentes. On se
sert encore du tabac en poudre incorporé dans un
corps gras pour détruire les poux de la tête ou

du pubis. Mais on a vu souvent son emploi suivi d'accidents.

En un mot, l'emploi du tabac comme médicament, demande toujours beaucoup de circonspection.

Piment. — Le piment est une plante dont le fruit, âcre et irritant, sert d'assaisonnement, surtout dans les pays chauds.

Tomate ou **pomme d'amour.** — La tomate est le fruit du solanum lycopersicum. C'est une baie assez grosse, rouge quand elle est mûre, molle, comprimée à ses extrémités, sillonnée sur les côtés et remplie d'un suc acide assez agréable, employé comme assaisonnement.

SCROPHULARIÉES.

La famille des scrophulariées comprend :

Digitale pourprée,
Euphraise (casse-lunettes),
Gratiole (herbe à pauvre homme),
Linaire à fleur jaune et *à fleur bleue,*
　　— cymbalaire,
Molène (bouillon-blanc),
Muflier des murs, (gueule-de-loup).
Scrofulaire noueuse et *aquatique,*
Velvotte (véronique femelle),
Véronique beccabunga,
　　　　— à épis,
　　　　— mâle officinale (thé d'Europe).

Digitale pourprée (*fig*. 28). — Les feuilles de la digitale sont, fortement diurétiques. On en fait

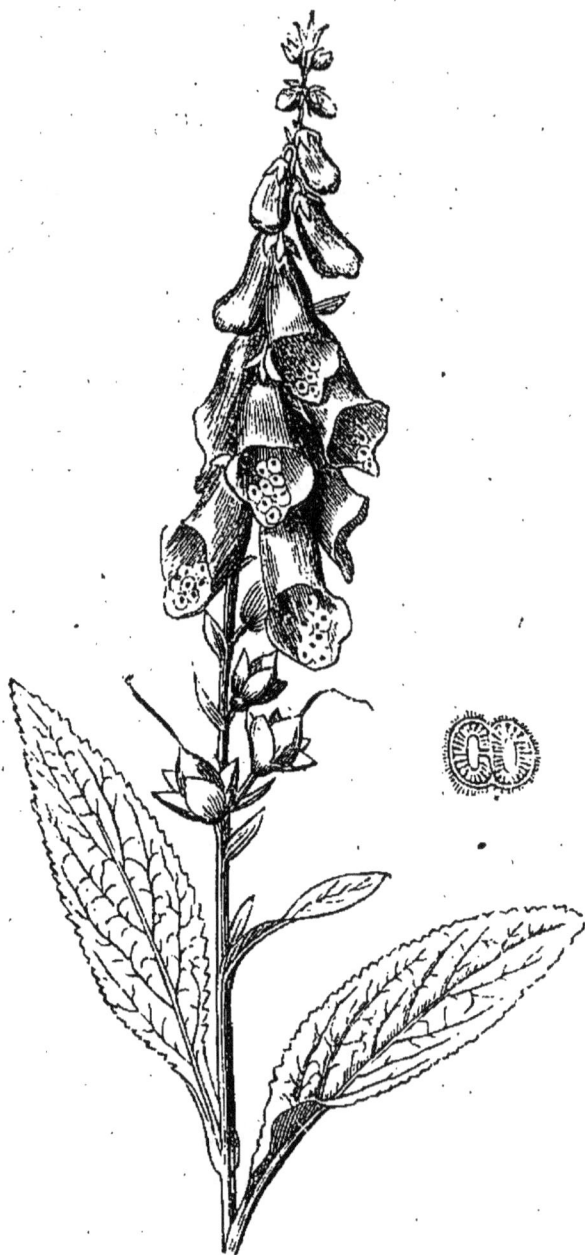

Fig. 28. — Digitale pourprée.

·usage dans l'hydropisie, les palpitations, la phthisie

pulmonaire, les catarrhes, la folie, la coqueluche, les maladies rhumatismales.

On doit récolter les feuilles en juin et juillet, et les faire sécher avec soin.

On emploie la feuille en infusion ou en poudre.

Infusion (feuilles), 1 gramme par litre d'eau.

En poudre, la dose n'est d'abord que de 10 centigrammes en vingt-quatre heures; on l'augmente progressivement tous les deux jours, jusqu'à 75 et 90 centigrammes, chez les adultes; elle doit être naturellement beaucoup moindre pour un enfant. On en prépare des teintures, des pilules, du sirop. Mais toutes ces préparations doivent être faites avec le plus grand soin, et ne doivent surtout être administrées aux malades qu'avec la plus grande réserve, car la digitale, donnée à forte dose, détermine tous les symptômes d'un empoisonnement. (Voy. page 43, *Asperge*.)

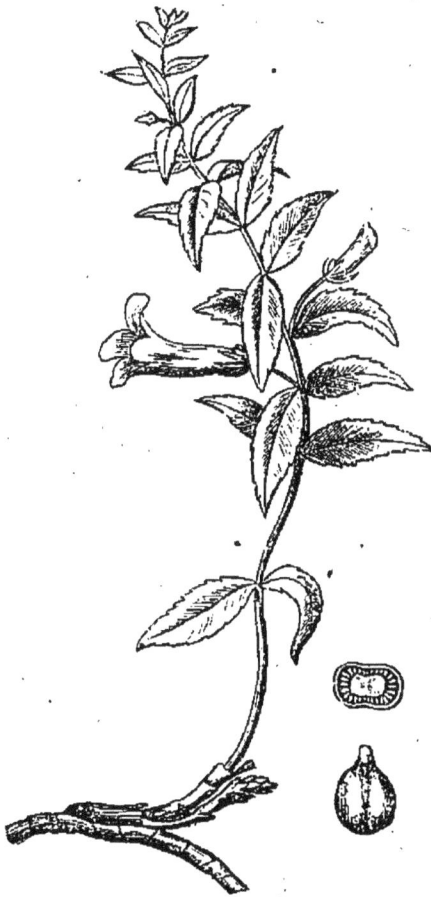

Fig. 29. — Gratiole.

Gratiole (*fig.* 29). — La gratiole est un purgatif énergique dont se servent communément les indigents de certains pays ; de là son nom d'*herbe à pauvre homme*.

Dose à l'intérieur : décoction ou infusion, de 4 à 12 grammes pour 120 grammes d'eau.

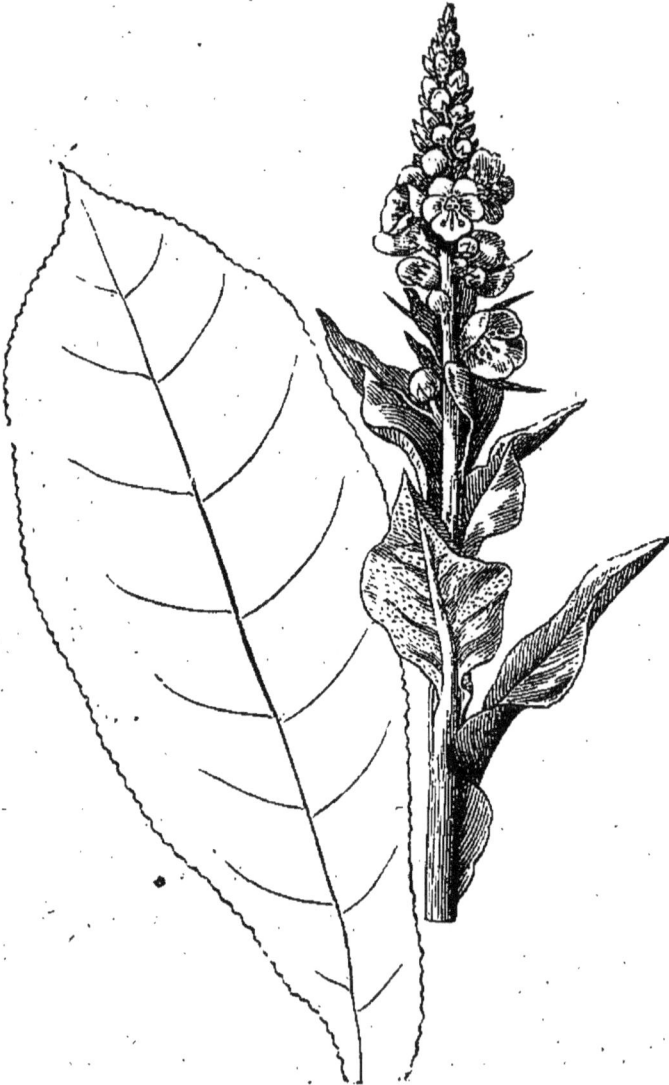

Fig. 30. — Bouillon-blanc.

Bouillon-blanc (*fig.* 30). — Les fleurs de la *molène* ou *bouillon-blanc* sont employées comme pectorales et béchiques, et ses feuilles comme émollientes.

Doses à l'intérieur : infusion, fleurs, 10 à 30 grammes par litre d'eau.

Doses à l'extérieur : décoction, feuilles, 30 à 60 grammes par litre d'eau pour lotions, fomentations.

Scrofulaires. — On attribue à la *scrofulaire noueuse* des propriétés excitantes, toniques, résolutives, antiscrofuleuses.

La *scrofulaire aquatique* aurait, dit-on, les mêmes propriétés.

LABIÉES.

Presque toutes les plantes de la famille des labiées sont aromatiques, toniques et excitantes ; aussi sont-elles d'un fréquent usage en médecine.

Les principales plantes qui composent cette famille, sont :

> *Agripaume cardiaque,*
> *Basilic (grand)*, herbe royale,
> — (*petit*), oranger du savetier,
> *Bétoine,*
> *Brunelle,* brunette,
> *Bugle rampante* et *pyramidale,*
> *Calament des montagnes,*
> *Cataire,* herbe aux chats,
> *Chamædrys,* germandrée, petit chêne,
> *Crapaudine,*

Hysope,

Ivette, chamæpitys,

Lavande, offic. et *stœchas,*

Lierre terrestre,

Lycope d'Europe, pied-de-loup,

Marjolaine à coquilles,

— *des jardins,*

Marrube blanc ou commun,

— *noir,* ballote noire,

Mélisse offic. des bois,

— *de Moldavie,*

Menthe blanche,

— *crépue,*

— *poivrée,*

— *pouliot,* pouliot couronné,

Origan rouge et vulgaire,

— *à fleur blanche,* marjolaine des jardins,

Ortie blanche, lamier blanc,

Ortie rouge,

Romarin,

Sarriette des jardins et des montagnes,

Sauge des bois,

— *offic.,* grande et petite,

Sclarée, sauge orvale, toute-bonne,

Scordium, germandrée d'eau, herbe à l'ail,

Serpolet, thym sauvage,

Thym vulgaire.

La famille des labiées est très-nombreuse, comme on le voit ; aussi ne nous attacherons-

nous ici qu'aux plantes vraiment utiles en médecine.

Agripaume. — L'agripaume cardiaque est une
plante qui, dit-on, est tonique et sudorifique. On
l'emploie en infusion à la dose de 30 à 50 grammes
par litre d'eau.

Basilics. — Les fleurs et les feuilles du basilic
royal sont stimulantes et antispasmodiques.

Dose à l'intérieur : infusion, 8 à 15 grammes par
litre d'eau.

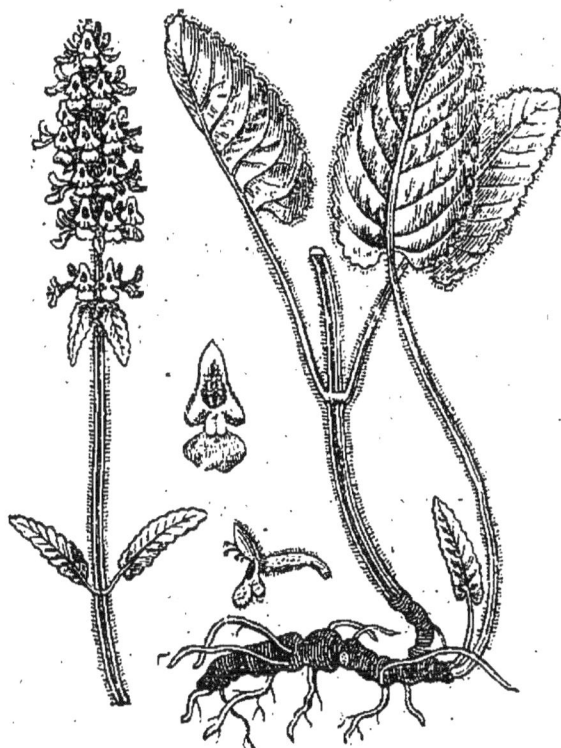

Fig. 31. — Bétoine.

Bétoine (*fig.* 31). — Les feuilles de la bétoine
sont sternutatoires.

Hysope. — Les sommités fleuries de cette

plante s'emploient surtout dans le traitement du catarrhe pulmonaire chronique.

Elles se prennent en infusion à la dose de 8 à 15 grammes par litre d'eau.

Lierre terrestre. — Les sommités fleuries du lierre terrestre sont généralement employées dans les rhumes, et surtout dans le catarrhe chronique. C'est surtout en infusion qu'on doit l'employer à la dose de 10 à 25 grammes par litre d'eau.

Marrubes. — Comme l'hysope et le lierre terrestre, le marrube agit sur le système pulmonaire. Mais il est surtout utile dans le traitement de l'aménorrhée et de la leucorrhée.

Le marrube (sommités et feuilles) se fait infuser (15 à 30 grammes par litre d'eau).

On emploie indifféremment le marrube blanc ou le marrube noir.

Mélisses. — Nous ne parlerons ici que de la *mélisse officinale.*

La mélisse officinale est stimulante et antispasmodique.

On emploie la mélisse en infusion théiforme à la dose de 4 à 8 grammes par 500 grammes d'eau. On en retire aussi une eau distillée (64 à 96 grammes dans une potion) et une teinture alcoolique (*alcool de mélisse*).

L'eau de mélisse (*alcool de mélisse, eau de mélisse des Carmes*) se donne pour l'apoplexie, la léthargie, l'épilepsie, les vapeurs, les coliques, l'é-

vanouissement et la syncope. On l'emploie à l'extérieur, pour frictions.

En cas d'inflammation, l'eau de mélisse est plus
nuisible qu'utile. Aussi ne doit-on la conseiller
qu'à bon escient.

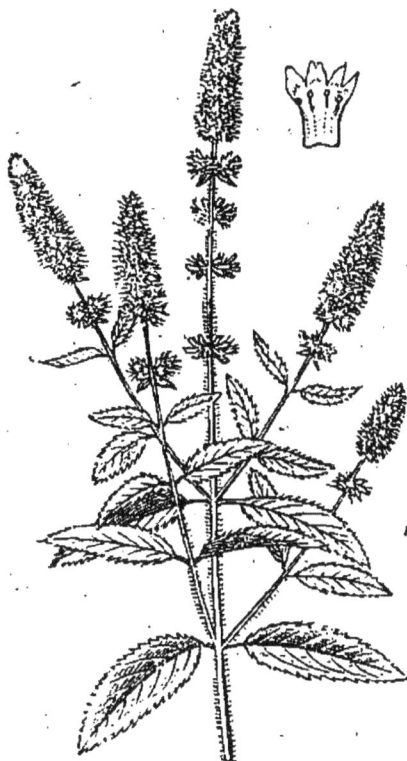

Fig. 32. — Menthe poivrée.

Menthes. — Toutes les menthes ont une odeur
agréable, une saveur amère, aromatique, un peu
camphrée, chaude d'abord, puis tout à la fois
fraîche et piquante.

L'espèce la plus usitée dans le commerce de
Paris est la menthe poivrée.

La *menthe poivrée* (*fig.* 32) agit à la manière du
camphre et de l'éther.

La menthe poivrée est un antispasmodique très-puissant qu'on peut mettre à profit dans l'asphyxie, l'asthme humide, la paralysie, l'hystérie, etc.

Comme stimulante, elle convient dans l'atonie des voies digestives, les flatuosités, les hoquets.

Ses vertus anticholériques sont du reste connues de tous. En 1865 et 1866, où l'on parlait tant de choléra à Paris, on a pu remarquer que parmi les drogues que l'on est en usage de se procurer en pareille circonstance, la menthe poivrée occupait toujours le premier rang.

Effectivement, la menthe est un remède souvent efficace au début du choléra.

Voici du reste comment s'exprime Bierling à ce sujet : *Succus menthœ, omniaque ex mentha parata, proprietate singulari contrà choleram prosunt.*

L'infusion se fait avec les sommités sèches, une pincée par litre d'eau qu'on prend par petites tasses de temps en temps.

Ortie blanche. — L'ortie blanche, ou mieux *lamier blanc*, est préconisée comme astringente, et surtout comme antileucorrhéique.

Dose à l'intérieur : infusion, 8 à 16 grammes par litre d'eau.

Romarin. — Le romarin est un des meilleurs stimulants antispasmodiques que l'on connaisse. Pris à l'intérieur, il excite fortement la membrane digestive ; aussi est-il fréquemment employé par les personnes qui sont atteintes de dyspepsie (habitude de mauvaises digestions).

5.

A l'extérieur le vin de romarin limite la gangrène, résout les engorgements glanduleux et fortifie les jointures et les nerfs.

Les bains préparés avec une décoction de romarin sont fortifiants pour les enfants.

Dose à l'intérieur : infusion, de 5 à 15 grammes par litre d'eau.

Dose à l'extérieur : décoction, de 15 à 30 grammes par litre d'eau.

Sauges. — Parmi les sauges connues la petite sauge, ou sauge de Provence, est la plus estimée. Elle est tonique et stimulante.

Dose à l'intérieur : infusion, 15 à 20 grammes par litre d'eau.

9e Classe.

Deux cotylédons ; corolle à un pétale et attachée au calice.

Les principales familles de la 9e classe sont : les *Campanulacées*, les *Ébénacées* ou *Plaqueminiers*, les *Bruyères*, etc.

Campanulacées. — Les campanulacées sont des plantes d'ornement. On y distingue la campanule raiponce dont on mange les jeunes pousses en salade.

Ébénacées ou **Plaqueminiers.** — Cette famille comprend :

Le *Styrax officinal* dont l'extrait ou résine entre

dans les emplâtres de vigo et de styrax, ainsi que dans l'onguent de styrax.

Le *Styrax benzoé*, dont on extrait le *benjoin*, très-employé dans la parfumerie.

BRUYÈRES.

Airelle myrtille, raisin des bois,
Arbousier (busserole), *uva ursi*,
Bruyère commune et *cendrée*.

Airelle. — Les fruits de l'airelle sont de petites baies violacées qui ont une saveur aigrelette rafraîchissante.

Dose : infusion ou décoction, de 30 à 60 grammes par litre d'eau.

Arbousier. — Les feuilles de l'arbousier ressemblent assez à celles du buis, ce qui a fait donner le nom de Busserole à cette plante. Ces feuilles sont diurétiques.

Infusion ou décoction, 8 grammes dans 500 grammes d'eau.

Bruyère commune. — La bruyère commune était autrefois employée comme diurétique.

C'est elle qui a donné son nom à la famille des Bruyères ou éricacées (*erica vulgaris*).

Deux cotylédons; corolle à un pétale et attachée au pistil.

La 10e classe comprend deux familles principales qui sont : les *chicoracées* et les *synanthérées*.

CHICORACÉES.

Les chicoracées comprennent :

> *Laitue commune* (escarole, romaine, laitue pommée, crépue),
> *Chicorée sauvage*,
> — *frisée* (l'endive);
> *Laiteron commun*,
> *Laitue vireuse*,
> *Lampsane*,
> *Pissenlit*, dent-de-lion.

Chicorée sauvage. — L'infusion de chicorée sauvage est une boisson calmante et rafraîchissante. C'est une plante dépurative, fondante et apéritive.

Sa racine, desséchée, torréfiée et réduite en poudre, est regardée comme le meilleur succédané du café.

Pissenlit. — Le pissenlit est regardé comme diurétique et laxatif. Il possède, du reste, à peu près les mêmes propriétés que la chicorée. Il est même peut-être préférable à cette dernière.

Dose à l'intérieur : décoction, racine, 30 à 60 grammes par litre d'eau.

SYNANTHÉRÉES.

Les synanthérées comprennent :

Absinthe grande ou *commune*,
— *maritime*,
— *petite* ou *de Pont*,
Armoise citronnelle, aurone mâle,
— *commune*,
— *estragon*,
Arnica des montagnes, tabac des Vosges,
Aster, œil-de-Christ,
Aunée dysentérique, herbe de Saint-Roch,
— *grande off*,
Balsamite odorante, baume coq,
Bardane, glouteron, herbe aux teigneux,
Bluet, barbeau, casse-lunettes,
Camomille des teinturiers,
Camomille romaine et *des champs*,
Carthame, safran bâtard,
Chrysanthème,
Conyse, herbe aux mouches,
Eupatoire d'Avicenne, à feuilles de chanvre,
Jacée des prés, grande centaurée,
Marguerite (reine),
Matricaire,

Millefeuille commune,

    — *. sternutatoire* (ptarmique),

Pâquerette, petite marguerite,

Pied-de-chat, rose et blanc,

Piloselle, oreille-de-rat,

Pyrèthre,

Santoline cotonneuse, aurone femelle,

Scorsonnère, salsifis sauvage,

Semen contra,

Séneçon Jacobée, herbe à Jacob,

    — *vulgaire*,

Souci off. et des vignes,

Tanaisie vulgaire,

Tussilage pas-d'âne,

Topinambour,

Verge-d'or, des bois et des jardins,

Vergerette, érigéron du Canada.

Absinthe. — L'action de l'absinthe grande est d'être tonique, stimulante, fébrifuge, diurétique, emménagogue.

Aussi l'emploie-t-on avec avantage dans l'atonie des voies digestives, pour rappeler les règles chez les jeunes filles atteintes de chlorose, pour chasser les vers intestinaux.

Dose : infusion, 10 à 30 grammes par litre d'eau.

Armoise. — L'armoise possède toutes les propriétés de l'absinthe, mais elle est peut-être plus énergique.

Arnica des montagnes. — L'arnica (*fig.* 33) a été préconisée comme stimulante et fébrifuge. Mais elle est surtout considérée comme infaillible contre tous les accidents des chutes.

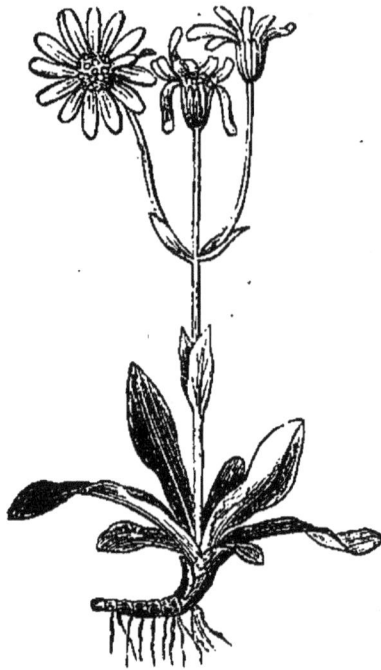

Fig. 33. — Arnica.

Prise à l'intérieur, l'arnica peut être utile dans les chutes, quand il y a amas de sang ou de sérosité.

Quant à la teinture d'arnica, il pourrait bien se faire que l'alcool fût le seul principe actif.

Dose : infusion (fleurs), 8 à 30 grammes par litre d'eau.

Aunée (grande) (*fig.* 34). — La décoction de la racine d'aunée, et sa poudre incorporée dans une

pommade ont été employées avec succès à l'extérieur, dans le traitement des maladies cu-
tanées.

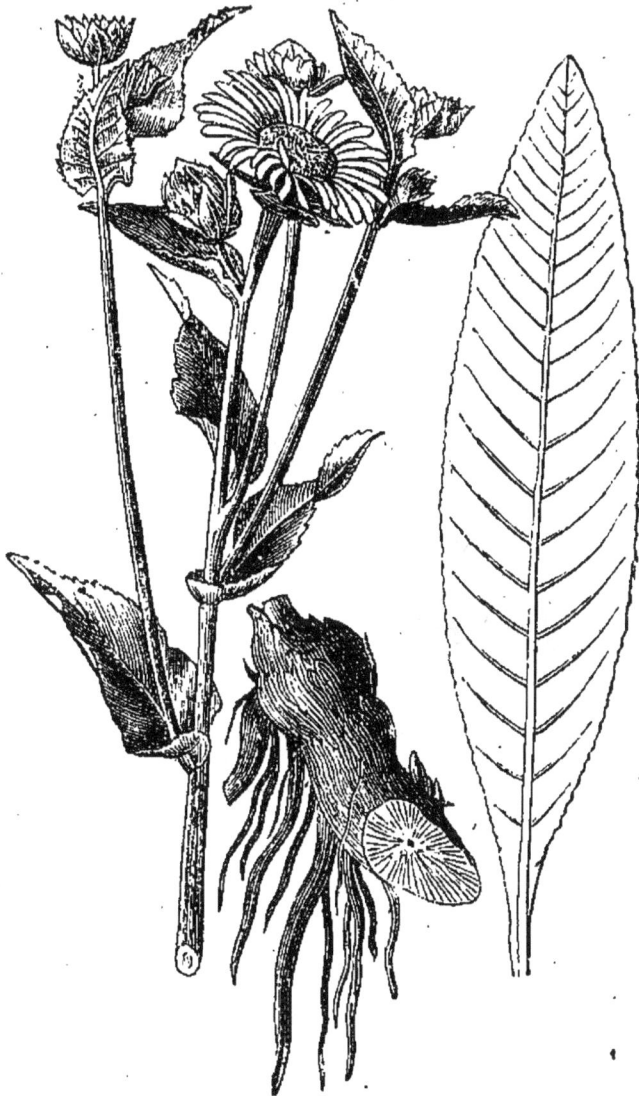

Fig. 34. — Grande Aunée.

L'*aunée dysentérique* est employée contre la
diarrhée et la dyssenterie à la dose de 30 grammes
par litre d'eau en décoction.

Bardane (*fig*. 35 et 36). — La racine de bardane est sudorifique (32 à 128 grammes en décoction dans 1 litre d'eau). Les feuilles s'emploient à l'extérieur pour nettoyer les ulcères. Elles servent

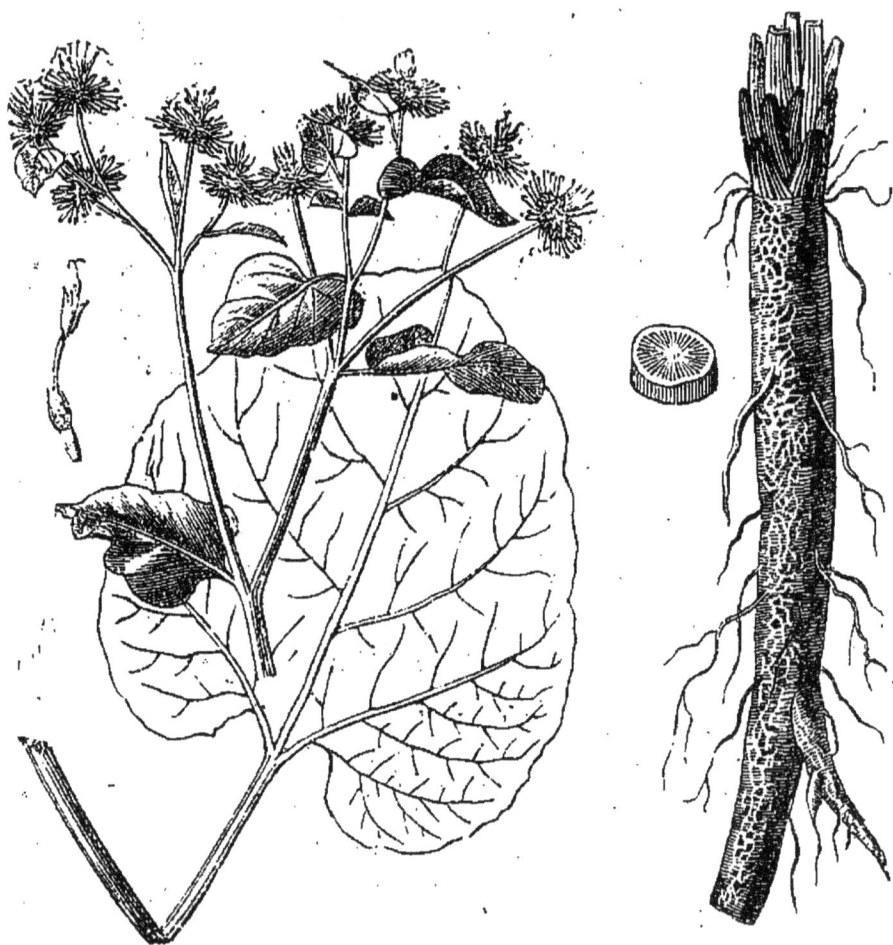

Fig. 35. — Bardane (feuilles et fleurs).   *Fig*. 36. — Bardane (racine.

également dans le traitement de la teigne; d'où son nom d'herbe-aux-teigneux.

Bluet. — Cette plante, dont on a trop exagéré les vertus, est presque oubliée aujourd'hui : elle ne sert plus que comme léger astringent, en collyre.

Camomille romaine. — Les fleurs de camomille romaine (*fig.* 37) ont une odeur aromatique

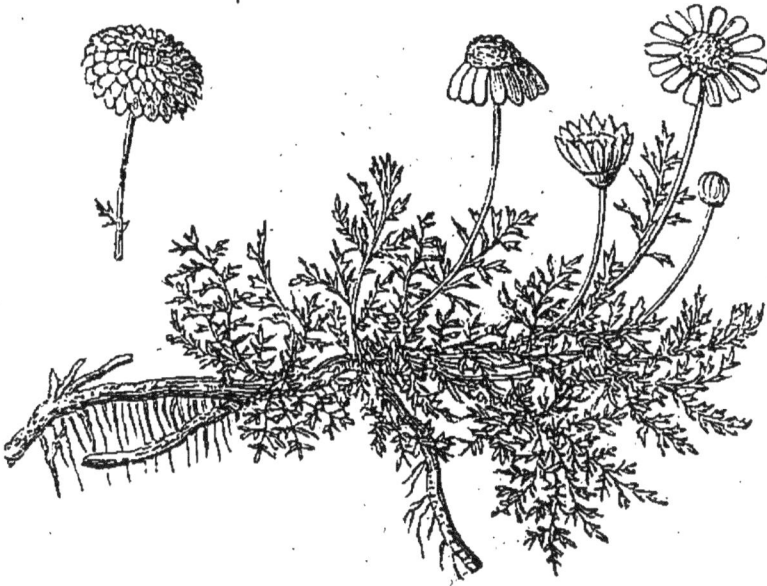

Fig. 37. — Camomille romaine.

forte, mais agréable; une saveur chaude, un peu âcre et amère. Leur infusion est tonique, fébrifuge, diaphorétique.

Les autres camomilles jouissent des mêmes propriétés, mais à un moindre degré.

Dose : infusion, 10 ou 12 têtes par litre d'eau.

Carthame (*fig.* 38). — Dans le commerce, les pétales du carthame sont connus sous le nom de safran bâtard, parce qu'ils offrent quelque analogie de ressemblance avec les stigmates du safran. Voir page 46, *safran* (crocus).

Les fleurs du carthame fournissent des prin-cipes de coloration.

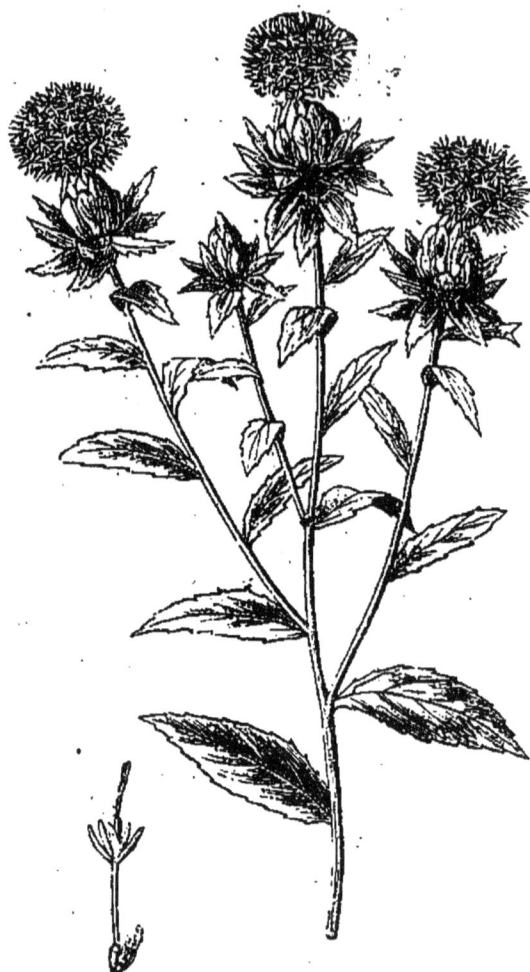

Fig. 38. — Carthame.

Millefeuille. — La millefeuille est une plante aromatique, légèrement stimulante. Elle entre, dans la composition de l'eau vulnéraire.

Dose à l'intérieur : infusion, 10 à 30 grammes par litre d'eau.

Pied-de-chat. — Les fleurs du *pied-de-chat* entrent dans les espèces dites *pectorales*.

Pyrèthre. — La racine de pyrèthre est douée d'une saveur brûlante et excitant la salivation : aussi entre-t-elle dans beaucoup de poudres et d'élixirs dentifrices. La fleur réduite en poudre est le meilleur insecticide connu.

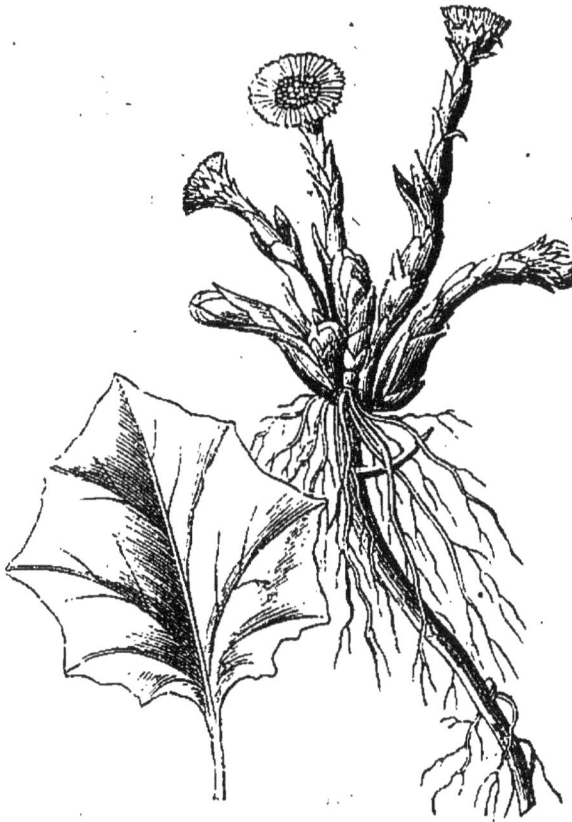

Fig. 39. — Tussilage.

Semen-contra. — Le vrai semen-contra est employé comme vermifuge. Infusion : 8 à 12 grammes dans 250 grammes d'eau.

Tanaisie. — Les sommités fleuries de la tanaisie sont amères. On les emploie comme toniques ou comme vermifuges.

Dose : infusion, 15 à 30 grammes par litre d'eau.

Tussilage (*fig.* 39). — Le tussilage (pas-d'âne) fait partie des espèces dites pectorales.

11ᵉ Classe.

Deux cotylédons; corolle à un pétale et attachée au pistil; anthères distinctes.

Les principales familles de la 11ᵉ classe sont : les *rubiacées,* les *dipsacées,* les *valérianées,* et les *caprifoliacées,* etc.

RUBIACÉES.

La famille des rubiacées comprend :

> *Aspérule odorante,* petit muguet, reine des bois,
> *Caille-lait* jaune et blanc,
> *Cafier,*
> *Cinchona du Pérou,*
> *Croisette velue,*
> *Garance des teinturiers,*
> *Ipécacuanha,*
> *Grateron,* prend-mains.

Aspérule odorante. — L'aspérule odorante, appelée aussi muguet des bois, est une plante légèrement astringente et tonique.

Dose : infusion, 45 grammes par litre d'eau.

Cafier. — Le cafier (*fig.* 40) paraît être origi-

naire de l'Abyssinie. Au XVIIᵉ siècle il fut transporté en Amérique, à Saint-Domingue, à la Martinique, à Bourbon.

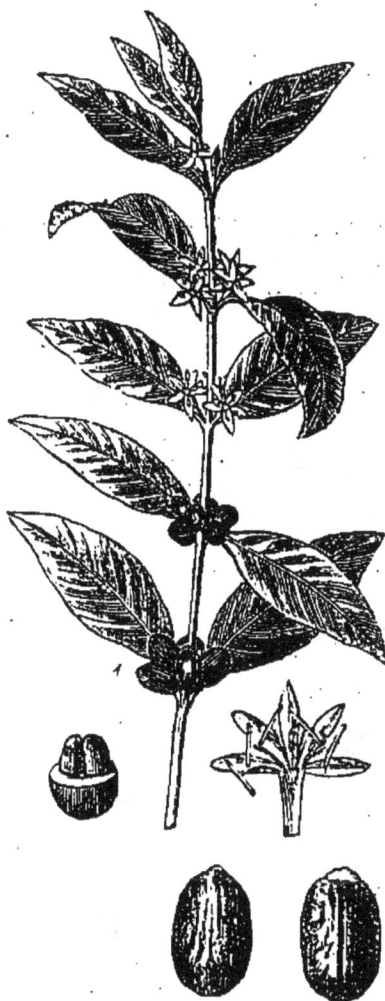

Fig. 40. — Cafier.

Aux fleurs du cafier succèdent des baies rouges
qui renferment deux graines connues sous le nom
de *café*.

L'infusion du café constitue une boisson agréable et tonique. Mais si le café est tonique, il est en même temps très-excitant, et peut ne pas convenir à tous les tempéraments.

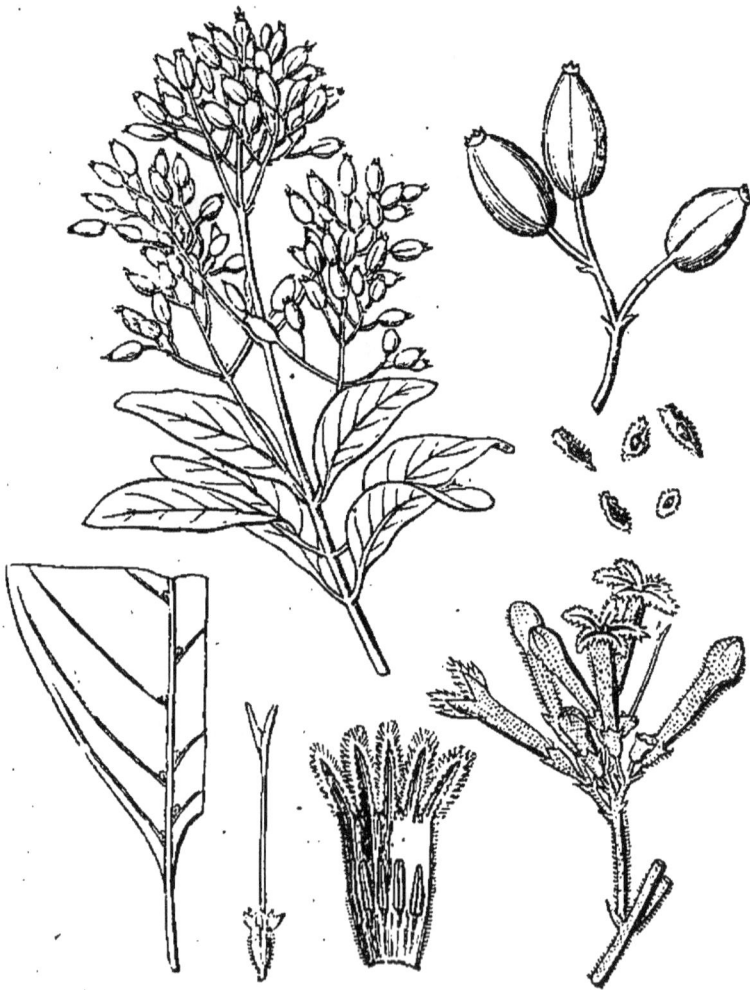

Fig. 41. — Cinchona.

Cinchona du Pérou (*fig. 41*). — L'écorce du cinchona fournit le quinquina, médicament fort employé, aujourd'hui, en médecine.

L'écorce de quinquina est tonique, astringente

et fébrifuge. On prépare le vin de quinquina en faisant macérer pendant 24 heures 64 grammes de quinquina gris dans 130 grammes d'alcool à 50°, après quoi on ajoute un litre de vin généreux. On laisse reposer le tout pendant huit jours, en agitant de temps en temps; puis on passe avec expression et l'on filtre. Les vins blancs de Madère ou de Malaga sont préférables au vin rouge.

Le quinquina jaune mérite aussi la préférence sur le quinquina gris.

Garance. — La racine de garance, réputée astringente et diurétique, ne sert plus guère aujourd'hui que dans la teinture.

Ipécacuanha. — La racine d'ipécacuanha est fréquemment usitée comme émétique.

L'ipécacuanha est un vomitif plus doux que l'émétique ; il agit particulièrement sur la membrane muqueuse bronchique.

On le prescrit en poudre à la dose de 1 gramme à 1 gramme 50 pour les adultes ; on partage la dose en deux ou trois prises que l'on prend de quart d'heure en quart d'heure. On l'emploie aussi sous forme de teinture, de sirop, de pastilles.

DIPSACÉES.

Les dipsacées comprennent :

Chardon à foulon,
Scabieuse.

Chardon à foulon. — Les têtes du chardon à foulon sont employées, en guise de cardes, à epigner les tissus de laine.

Scabieuse. — La scabieuse, légèrement astringente et amère, a été employée comme dépurative.

VALÉRIANÉES.

Les valérianées comprennent :

Valériane des jardins,
— *grande* ou *phu,*
— *petite off.,*
Mâche.

Valériane off. — La racine de valériane est employée comme médicament antispasmodique, vermifuge, fébrifuge. Elle agit sur le cerveau et le système nerveux ; aussi est-elle toujours administrée dans les maladies nerveuses.

Dose à l'intérieur : infusion ou décoction, de 15 à 60 grammes par litre d'eau.

CAPRIFOLIACÉES.

La famille des caprifoliacées comprend :

Chèvrefeuille,
Gui,
Lierre,
Sureau noir, et yèble.

Chèvrefeuille. — Ses feuilles, en décoction, servent dans le traitement de l'asthme, du catarrhe pulmonaire, etc.

Dose : infusion, 4 à 8 grammes par litre d'eau.

Lierre. — Les feuilles du lierre servent à panser les cautères.

Sureau. — Les fleurs de sureau en infusion sont employées comme émollientes et sudorifiques.

L'écorce est diurétique et purgative.

12e Classe.

Deux cotylédons; corolle à plusieurs pétales; étamines attachées au pistil.

Les principales familles de la 12e classe sont : les *ombellifères*, les *araliacées*, etc.

OMBELLIFÈRES.

La famille des ombellifères comprend :

Ache,
Ammi,
Aneth,
Angélique,
Anis vert,
Berce,
Berle, faux cresson,
Buplèvre,
Carotte,
Carvi,
Céleri,

Cerfeuil commun,
Chardon Roland, ou mieux *roulant,*
Ciguë grande,
— *petite,*
— *vireuse,*
Coriandre,
Cumin,
Fenouil,
Impératoire,
Livèche,
Panais,
Perce-pierre,
Persil,
Phellandrie, ciguë aquatique.
Sanicle.

Parmi les ombellifères, on distingue certaines plantes dont les graines sont surtout carminatives, nous citerons :

Ammi,
Aneth,
Anis,
Carvi,
Coriandre,
Cumin,
Fenouil.

Ache. — L'ache est aromatique dans toutes ses parties. Sa racine fait partie des cinq racines apéritives majeures ; elle est quelquefois employée comme diurétique en infusion ou en dé-

coction à la dose de 30 à 60 grammes par litre
d'eau.

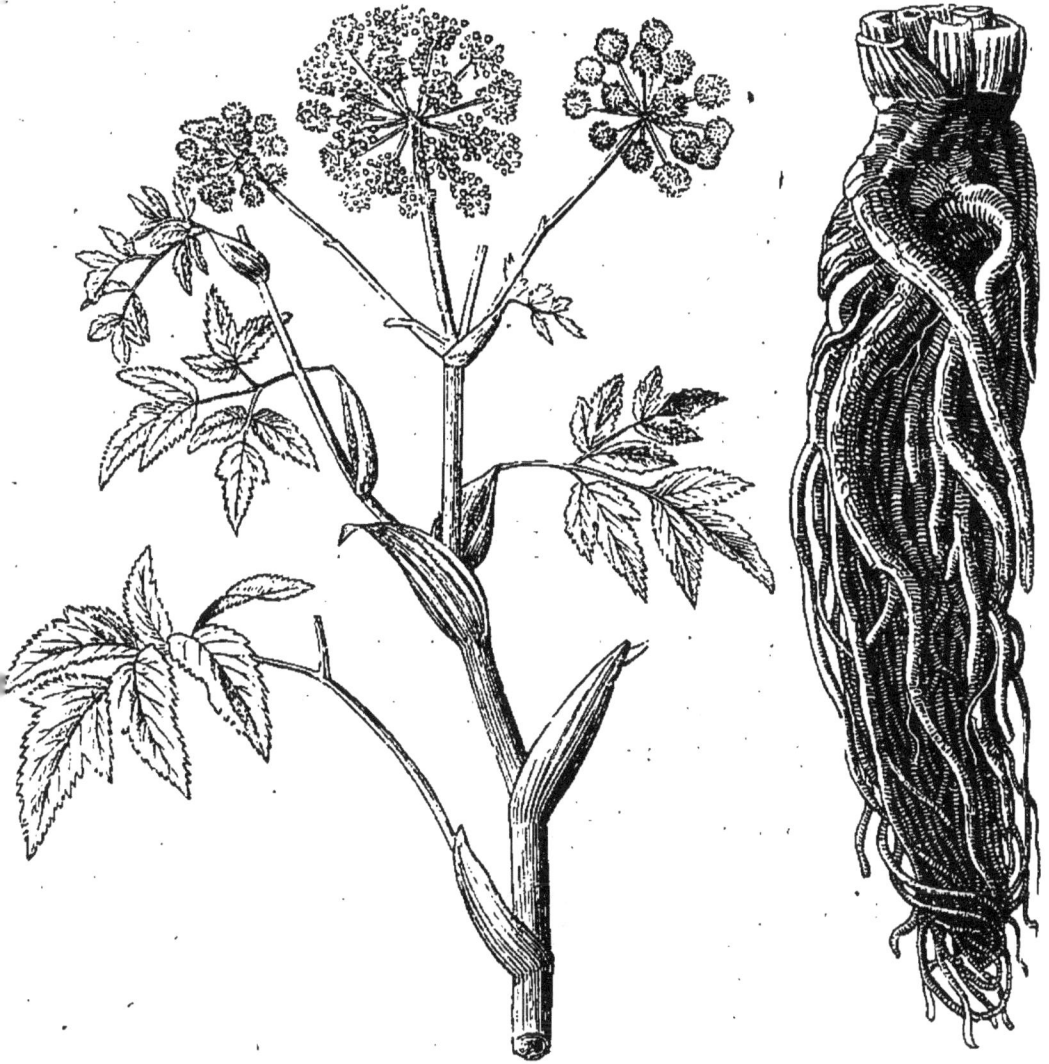

Fig. 42. — Angélique officinale.   *Fig*. 43. — Racine d'Angélique.

Angélique (*fig*. 42). — La racine d'angélique
(*fig*. 43) passe pour être stomachique, diaphorétique, emménagogue. Ses racines fraîches, confites

dans le sucre, fournissent une conserve qui jouit, dit-on, des mêmes propriétés.

Dose : infusion des racines, ou des jeunes tiges fraîches, 10 à 30 grammes par litre d'eau.

Carotte. — On conseille généralement la racine de carotte, en décoction, comme apéritive dans la jaunisse.

Les semences de la carotte passent pour carminatives.

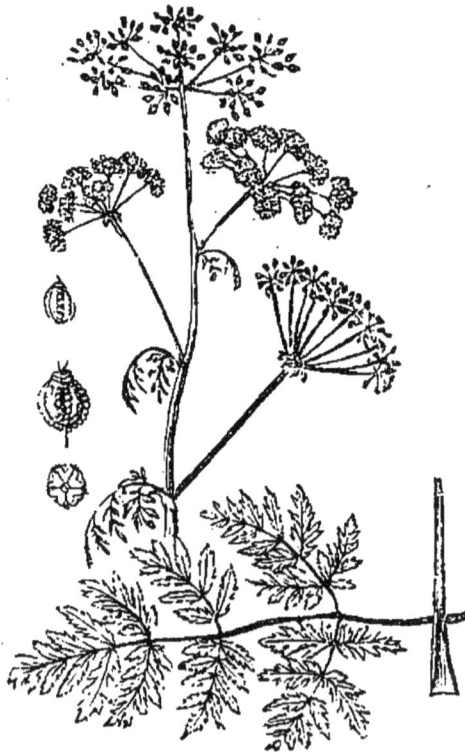

Fig. 44. — Petite ciguë.

Cerfeuil. — Le cerfeuil entre dans un grand nombre d'assaisonnements et dans la préparation du bouillon aux herbes.

6.

En décoction, il sert comme résolutif et pour calmer les douleurs hémorrhoïdales.

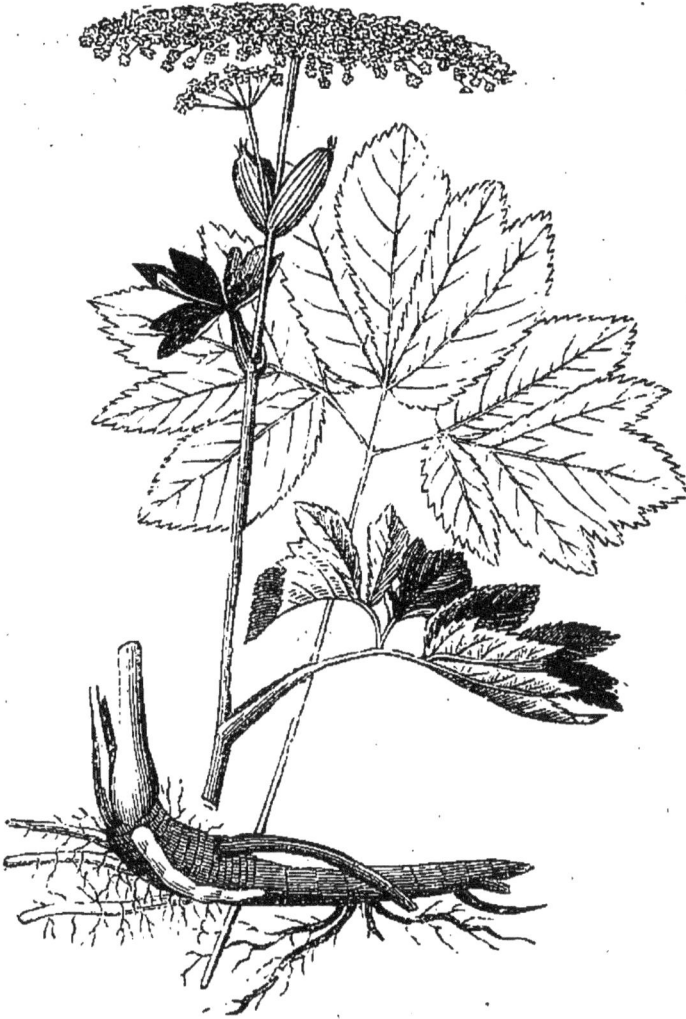

Fig. 45. — Impératoire.

Ciguës. — Les ciguës sont des plantes indigènes vénéneuses. La petite ciguë (*fig.* 44) ressemble beaucoup au persil ; mais la distinction en est facile : le persil a des fleurs d'un jaune verdâtre, une tige cannelée et une odeur aromatique connue de tous, tandis que la petite ciguë a des fleurs blanches, la tige lisse et une odeur nauséabonde.

Impératoire (*fig.* 45). — La racine d'impératoire est un tonique excitant. Elle est surtout employée dans l'inappétence, les flatuosités, les coliques venteuses causées par la débilité des voies digestives.

Dose : infusion ou décoction, 15 à 30 grammes par litre d'eau.

Persil. — Le persil est un poison pour les poules, les perroquets et plusieurs autres oiseaux. Sa racine, qui faisait partie des cinq racines apéritives majeures, est considérée comme stimulante, diurétique et diaphorétique.

Ses semences sont carminatives.

Les propriétés du persil, comme antisyphilitiques et antiblennorrhagiques, sont au moins douteuses.

Dose : décoction, 15 à 60 grammes par litre d'eau.

ARALIACÉES.

La famille des *araliacées* diffère peu des *ombellifères*.

Elle comprend :

Le **ginseng**, regardé par les Chinois comme un remède universel.

Le ginseng est aromatique et amer, et peut par conséquent servir comme stimulant et tonique.

13e Classe.

Deux cotylédons; corolle à plusieurs pétales; étamines insérées sous le pistil.

Les principales familles de la 13e classe sont : les *renonculacées*, les *papavéracées*, les *crucifères*, les *câpriers*, les *érables*, les *aurantiacées*, les *guttifères*, les *vinifères*, les *géraniacées*, les *malvacées*, les *magnoliers*, les *caryophyllées*, les *tiliacées*, les *cistées*, les *rutacées*, les *nymphéacées*, etc.

RENONCULACÉES.

Les renonculacées comprennent :

Aconit napel,
Adonide, goutte-de-sang,
Ancolie, manteau royal,
Anémone des bois, sylvie,
— *pulsatille*, coquelourde,
Clématite brûlante, herbe-aux-gueux,
Dauphinelle, pied-d'alouette,
Ellébore fétide, pied de griffon,
— *noir*, rose de Noël,
Nigelle de Damas, cheveux de Vénus,
— herbe à Sainte-Catherine,
Pivoine,
Populage, souci des marais,
Renoncules,
Staphisaigre, herbe aux poux.

Toutes les renonculacées sont des plantes qui

contiennent un principe âcre qui les rend très-irritantes. Appliquées sur la peau, elles produisent la rubéfaction et même la vésication. Dans ce dernier cas, elles pourraient peut-être servir pour former des vésicatoires, lorsqu'on a lieu de craindre l'action irritante des cantharides.

A l'intérieur, leur administration demande beaucoup de prudence. On doit commencer par des doses très-légères, et observer soigneusement leur action sur le tube digestif. A dose un peu élevée, elles déterminent l'empoisonnement.

PAPAVÉRACÉES.

Les papavéracées contiennent un suc propre qui les rend toutes plus ou moins âcres, vireuses et délétères, bien que sa nature varie dans les différentes espèces.

Les papavéracées comprennent:

Chélidoine glauque, pavot cornu,
— *grande,* ou éclaire,
Coquelicot, pavot des champs,
Fumeterre,
Pavot.

Pavot cornu. — Le pavot cornu est un poison narcotique. Les feuilles, pilées avec quelques gouttes d'huile d'olive, agissent à la manière de l'opium sur les contusions, les plaies avec déchirures, le panaris commençant.

Grande chélidoine. — La grande chélidoine

contient un suc qu'on range parmi les poisons irritants. On s'en est servi cependant contre l'ictère, les hydropisies, les scrofules et les fièvres intermittentes. Il a été employé aussi pour détruire les verrues, vulgairement appelées poireaux, et les cors ; mais son action, trop faible pour cela, est assez forte pour enflammer les parties voisines et augmenter le mal au lieu de le détruire.

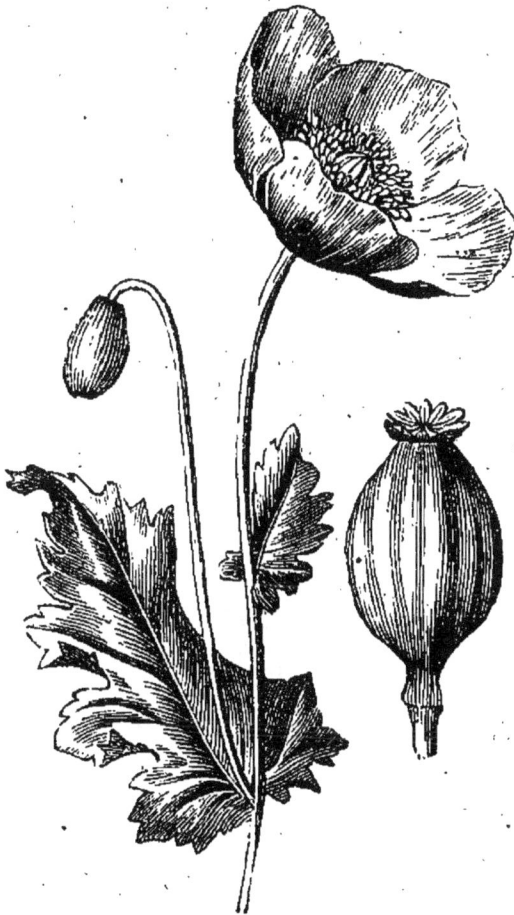

Fig. 46. — Pavot blanc (feuilles, fleurs, fruit).

Coquelicot. — On emploie les pétales du coquelicot en infusion, à la dose de 3 à 4 pincées par litre d'eau, comme diaphorétiques et légèrement calmants. Le coquelicot entre dans les *quatre fleurs pectorales*. Il est employé avec avantage dans la coqueluche.

Fumeterre. — La fumeterre est employée comme tonique et dépurative, surtout fraîche, au printemps.

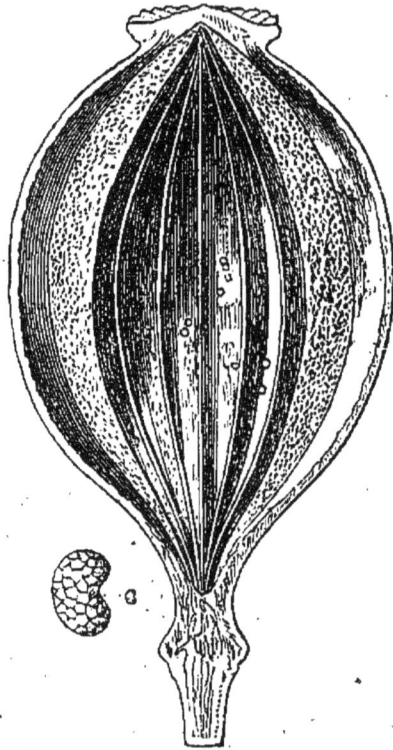

Fig. 47. — Pavot (coupe de la tête de pavot).

Pavots (*fig.* 46 et 47). — Les pavots donnent un suc blanc et laiteux, qui est un puissant narcotique. Les capsules seules renferment ce suc.

Les semences fournissent, par expression, une huile douce, bonne à manger, connue sous le nom d'*huile d'œillette* ou *huile blanche*, que l'on mêle souvent à l'huile d'olive.

Les têtes de pavots (*fig.* 47) s'emploient en décoction comme calmantes. Dans la pratique, on associe souvent la racine de guimauve aux têtes de pavots pour faire des décoctions adoucissantes et calmantes, dont on se sert en lotions, gargarismes, injections et lavements.

Le pavot somnifère ou d'Orient donne par incision l'*opium*.

NYMPHÉACÉES.

La famille des nymphéacées comprend :

Le *nénuphar*, plante aujourd'hui sans usage.

CRUCIFÈRES.

La famille des crucifères comprend :

Cardamine, cresson des prés,
Chou,
Cochléaria,
Erysimum alliaire, herbe à l'ail,
— herbe de Sainte-Barbe,
— *vélar*, herbe aux chantres,
Giroflée jaune,
Moutarde, blanche et noire,
Passerage,
Pastel des teinturiers,
Raifort,

Roquette sauvage,
Sagesse des chirurgiens,
Tabouret, bourse à pasteur.

Presque toutes les crucifères sont employées en médecine comme antiscorbutiques.

Choux. — Les choux sont très-nombreux en espèces, dont les principales ne sont guère employées que comme aliment.

Le *chou rouge* est le seul qui soit encore employé en médecine. On le fait entrer dans les bouillons adoucissants que l'on donne contre l'enrouement, les catarrhes chroniques, la phthisie.

A l'extérieur les feuilles de chou rouge sont employées, sous forme de cataplasmes, contre les douleurs goutteuses et rhumatismales et contre le gonflement des articulations.

Cochléaria. — Le cochléaria est antiscorbutique ; les feuilles sont d'un fréquent usage, comme masticatoire. Elles remédient au gonflement des gencives. Il faut les employer fraîches et nouvellement cueillies.

L'alcoolat de cochléaria agit dans le même sens.

Vélar (*Erysimum off.*). — Le vélar est employé en infusion dans le catarrhe pulmonaire chronique. On lui attribue la propriété d'éclaicir la voix, d'où son nom d'*herbe-aux-chantres*.

Moutardes. — Les semences de la *moutarde noire* fournissent la farine avec laquelle on fait le condiment si connu sous le nom de *moutarde*. C'est aussi avec cette farine qu'on prépare les sinapismes.

La graine de *moutarde blanche*, prise à la dose d'une ou deux cuillerées à bouche par jour, stimule doucement le canal intestinal, active et facilite la digestion.

Pastel. — Le pastel fournit une matière colorante tout à fait identique avec les indigos exotiques.

Raifort. — Le raifort est employé comme aliment et comme remède dépuratif.

CAPPARIDÉES.

Les capparidées comprennent :

Câprier,

Gaude, herbe à jaunir,

Réséda, odorant et inodore.

Câprier. — Le câprier est un petit arbrisseau qui croît dans le midi de la France.

Les jeunes boutons de fleurs, confits dans le vinaigre, portent le nom de *câpres*, et sont employés comme assaisonnement.

AURANTIACÉES.

Les aurantiacées comprennent :

Arbre à thé,

Citronnier,

Oranger.

Thé. — Feuille d'un arbrisseau du Japon et de la Chine. On en distingue deux espèces, le *thé vert* et le *thé noir*.

Le thé vert est plus aromatique que le thé noir.

L'infusion de thé constitue une boisson qui

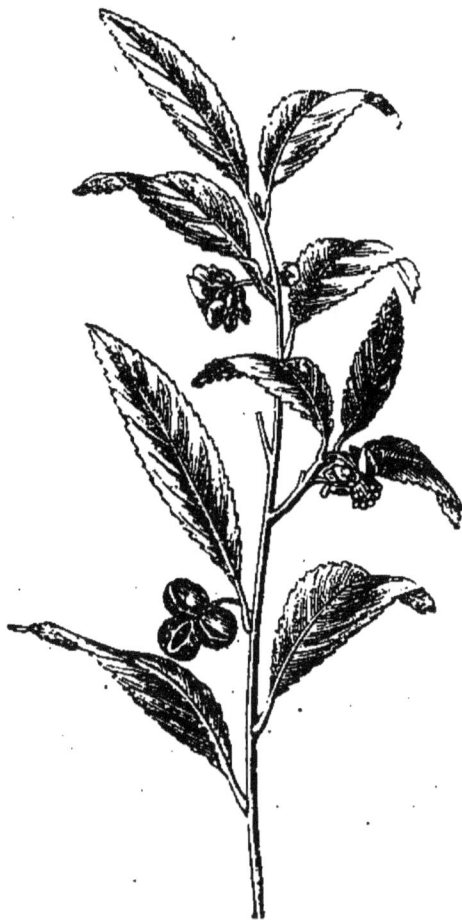

Fig. 48. — Thé.

convient aux individus replets et d'une constitution molle, mais non aux personnes maigres et irritable.

Citronnier. — Les parties usitées du citronnier sont : le fruit, la graine, l'écorce de la racine, et les feuilles.

Les feuilles du citronnier sont antispasmodiques. On se sert de leur infusion, le matin à jeun, lorsque la digestion de la veille a été laborieuse.

Le fruit ou *citron* est la partie la plus employée du citronnier. Il sert à préparer la *limonade commune*.

La limonade est rafraîchissante, délayante et diurétique.

Par la distillation de 6 parties en poids d'alcool à 80° centésim. sur 1 partie d'écorce fraîche de citron, on obtient l'*esprit* ou *alcoolat de citron*.

On obtient de même les alcoolats d'écorces d'orange, de cédrat, de bergamote.

Oranger. — L'oranger est un arbre originaire de la Chine : ses feuilles sont employées en infusion (3 ou 4 dans 500 grammes d'eau), comme antispasmodiques. Ses fleurs, par la distillation, donnent l'*eau de fleurs d'oranger*, et une huile volatile appelée *néroli*.

GUTTIFÈRES.

Les guttifères sont ainsi appelées parce qu'elles contiennent un suc gommo-résineux qui en découle en larmes, et qui jouit de propriétés âcres et purgatives.

La *gomme-gutte*, qui en est le principal produit, est un purgatif drastique qu'on administre en pilules à la dose de 5 à 10 centigrammes.

VINIFÈRES.

Les vinifères ou *ampélidées* comprennent les vignes qui donnent le *raisin*.

On emploie en pharmacie trois sortes de raisins secs :

1ᶜ Les raisins de caisse ;

2° Les raisins de Corinthe ;

3° Les raisins de Damas.

Ces trois sortes de raisins entrent dans diverses préparations pectorales.

Le raisin, par des transformations successives, donne le *vin*, le *vinaigre* et l'*alcool*, qui entrent dans beaucoup de préparations pharmaceutiques.

GÉRANIACÉES.

Les géraniacées comprennent :

Capucine,

Géranion, bec-de-grue.

Oxalis, surelle, alléluia.

Géranion. — Le géranion est antispasmodique et légèrement stimulant.

Oxalis. — L'oxalis fournit le *sel d'oseille* ou *oxalate acide de potasse*.

MALVACÉES.

La famille des malvacées comprend :

Cacaoyer,
Cotonnier,

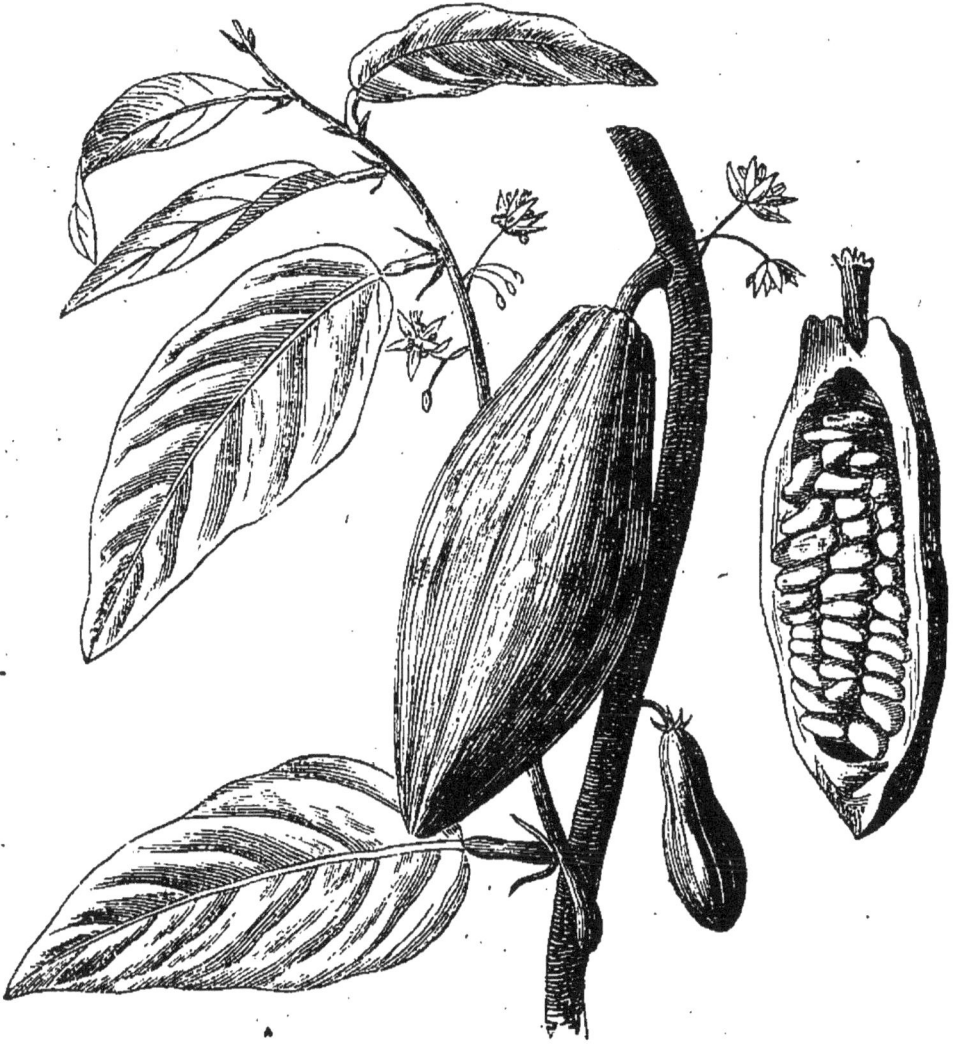

Fig. 49. — Cacao.

Guimauve et Mauve,

Rose trémière.

Cacaoyer (*fig.* 49). — Les graines du cacaoyer, finement broyées, servent particulièrement à la préparation du *chocolat.*

On en retire aussi une huile grasse et solide, connue sous le nom de *beurre de cacao.* Le *beurre de cacao* est d'un jaune pâle, d'une saveur douce et agréable. Il entre dans des potions et des pilules ; on en fait aussi des suppositoires, des pommades, etc.

Cotonnier. — Les graines du cotonnier sont enveloppées d'une espèce de bourre appelée *coton.*

Le coton cardé est employé dans le traitement des brûlures.

Guimauves et Mauves. — Les racines, les feuilles, les fleurs des guimauves et mauves, sont employées pour diverses préparations émollientes (injections, cataplasmes, tisanes, sirops, etc.).

MAGNOLIACÉES.

Les magnoliacées comprennent :

Badiane,
Magnolier.

Badiane. — La badiane est un arbre toujours vert de Chine, qui donne l'*anis étoilé* employé comme antiventeux. Il sert également à parfumer des liqueurs, des crèmes, etc.

Magnolier. — Le *magnolier*, arbre de l'Amérique du Nord, a une écorce radiculaire très-amère
qui fournit une teinture antifébrile et une poudre
sudorifique.

CARYOPHYLLÉES.

La famille des caryophyllées comprend :

Béhen blanc, compagnon blanc,
Lin, *mouron blanc*,
Nielle des blés,
OEillets,
Saponaire.

Béhen blanc. — Sa racine est blanchâtre, d'une
saveur austère, d'une odeur aromatique. Le béhen
blanc était autrefois regardé comme vermifuge
et antispasmodique.

On connaissait aussi, autrefois, la racine de
béhen rouge, qui était apportée du Levant sous la
forme de tranches rougeâtres. Cette racine était
regardée comme tonique et astringente.

Ces deux racines ne se trouvent plus dans le
commerce.

Lin. — Les semences du *lin commun*, le seul
dont nous ayons à nous occuper ici, sont très-
mucilagineuses.

Bouillies, elles donnent une décoction visqueuse et filante qu'on peut employer en lotions,
n fomentations, en lavements. L'infusion de ces
semences forme une boisson très-adoucissante.

La *farine de graine de lin* est émolliente et sert à faire des cataplasmes.

Saponaire. — La saponaire est employée comme tonique, antiscrofuleuse et antisyphilitique. La décoction de ses feuilles est légèrement sudorifique.

Les racines, les feuilles et les tiges de cette plante forment avec l'eau un liquide savonneux propre au nettoyage des effets de laine.

Doses. — Décoction : tiges et feuilles, 30 grammes par litre d'eau. — Racine, 30 grammes par litre d'eau.

TILLIACÉES.

Les tilliacées comprennent :

Tilleul. — Le *tilleul*, dont la fleur est vulgairement employée comme antispasmodique, en infusion théiforme, à la dose de 3 à 10 grammes par litre d'eau.

CISTÉES.

Les cistées comprennent :

Violette,
Pensée sauvage.

Violette. — La fleur de violette passe pour adoucissante et fait partie des espèces pectorales. La racine est vomitive, mais à forte dose.

Pensée sauvage. — La pensée sauvage, comme la violette, est réputée pectorale et adoucissante;

mais, de plus, elle est recommandée comme dépurative, à la dose de 30 à 60grammes, par litre
d'eau en infusion.

RUTACÉES.

La famille des rutacées comprend :

Fraxinelle, dictame blanc,
Gaïac,
Pigamon, rue des prés,
Rue officinale.

Fraxinelle. — La racine de dictame est un
stimulant diffusible, employé quelquefois contre
le scorbut et les scrofules.

Gaïac. — Le bois de gaïac râpé, employé en
décoction, est sudorifique. L'*eau-de-vie de gaïac*
est aujourd'hui inusitée.

Pigamon. — La racine de pigamon est considérée comme purgative à la dose de 30 à
60 grammes.

Rue. — La rue est emménagogue et peut causer l'avortement en déterminant une hémorrhagie
utérine. Nous n'osons pas ici donner l'emploi
exact de cette plante dangereuse dont on ne se
sert que trop souvent. Nous laissons aux hommes
habiles et experts le soin d'en indiquer les doses
quand elle doit être employée comme excitante,
antispasmodique ou emménagogue.

14ᵉ Classe.

Deux cotylédons ; corolle à plusieurs pétales ; étamines attachées au calice.

Les principales familles de la 14ᵉ classe sont : les *grossulariées*, les *cactiers*, les *portulacées*, les *myrtées*, les *rosacées*, les *légumineuses*, les *térébinthacées*, les *rhamnoides*.

GROSSULARIÉES.

La famille des grossulariées comprend :

Groseillier blanc,
— *rouge,*
— *noir,* ou *cassis,*
— *épineux,* ou *à maquereau.*

CACTIERS.

Les cactiers comprennent :

Cactier. — Le *cactier à cochenille* où vit l'insecte qui fournit une belle couleur écarlate.

PORTULACÉES.

Les portulacées comprennent :

Pourpier. — Le pourpier, aliment rafraîchissant qu'on mange en salade et dont la décoction passe pour diurétique.

MYRTÉES.

Les myrtées comprennent :

Giroflier,
Grenadier,
Myrte.

Giroflier. — Le giroflier est un arbre des Moluques dont les boutons cueillis, avant leur épanouissement, sont vendus comme aromates sous le nom de *clous de girofle.*

Grenadier. — Le grenadier est un arbre d'Afrique dont la racine en décoction est un spécifique contre le ténia. Elle remplace fort bien le kousso.

Lorsque le malade commence à rendre quelques fragments du ver, on le purge avec 30 grammes d'huile de ricin, et le lendemain matin, on lui fait prendre en trois fois le produit d'une décoction de 60 grammes de l'écorce de racine de grenadier dans 750 grammes d'eau réduits à 500 par l'ébullition.

Les fleurs et l'écorce du fruit de grenadier sont astringentes et toniques, aussi sont-elles souvent employées en gargarismes et en injections.

Myrte. — Toutes les parties du myrte sont astringentes.

ROSACÉES.

Les rosacées comprennent :

Abricotier,

Aigremoine,

Alchimille, pied-de-lion,

Amandier,

Argentine, herbe-aux-oies,

Aubépine,

Benoîte, herbe de Saint-Benoît,

Cerisier,

Coignassier,

Églantier,

Filipendule,

Fraisier,

Framboisier,

Laurier-cerise, laurier amande,

Merisier,

Néflier,

Pêcher,

Pimprenelle,

Poirier,

Pommier,

Prunier,

Quintefeuilles,

Ronce douce,

Rosier de Provins,

    —   *blanc,*

    —   *à cent feuilles,*

    —   *de Bengale,*

    —   *mousseux,*

    —   *des quatre-saisons,* etc., etc., etc.

Tormentille,

Ulmaire, reine-des-prés.

Aigremoine. — L'aigremoine est amère et astringente, et peut être employée pour faire des gargarismes détersifs.

Amandier. — Le fruit de l'amandier sert à des préparations culinaires, cosmétiques, médicinales. On distingue deux variétés principales d'amandiers, l'une *à fruits doux*, l'autre *à fruits amers*.

Les *amandes douces* sont employées comme adoucissantes, sous forme d'émulsion, de sirop, de looch.

Les *amandes amères* ont une saveur forte d'acide cyanhydrique, et elles en contiennent effectivement ; elles sont par conséquent dangereuses.

Elles conviennent en thérapeutique dans toutes les maladies dont le fond est d'excitation.

L'huile d'amandes douces est adoucissante et laxative.

Argentine. — Les feuilles d'argentine sont légèrement astringentes.

Benoîte. — La racine de benoîte est astringente, un peu amère et aromatique. On l'emploie comme tonique et fébrifuge ; on l'a même proposée comme succédanée du quinquina.

Dose : Infusion ou décoction, 30 à 60 grammes par litre d'eau.

Cerisier. — Le fruit du cerisier est un aliment sain, acidule, rafraîchissant et laxatif. L'infusion des pédoncules ou queues de cerises passe pour diurétique.

Dose : 30 grammes de pédoncules pour 1 litre d'eau en décoction.

Coignassier. — Le fruit du coignassier ou *coing* renferme des pepins qui contiennent une grande quantité de mucilage dont on se sert pour préparer des collyres adoucissants. La gelée et le sirop de coings sont astringents. On les prescrit contre les diarrhées chroniques.

Églantier. — Le *cynorrhodon*, fruit de l'églantier, est employé contre les diarrhées chroniques.

Fraisier. — Les *fraises* sont un aliment sain et agréable. La racine de fraisier, à la dose de 30 grammes pour un litre d'eau, est employée comme apéritive et diurétique.

Laurier-cerise. — Les feuilles du laurier-cerise ont une saveur astringente et amère. Elles contiennent de l'acide cyanhydrique ; aussi n'est-il pas sans danger de s'en servir, comme on le fait, pour aromatiser le lait.

Pêcher. — Les feuilles et les fleurs du pêcher sont légèrement purgatives et anthelminthiques.

Ronce douce. — La décoction des feuilles de ronce est légèrement astringente et tonique ; succrée avec du miel, elle constitue un gargarisme détersif, avantageux dans les inflammations légères de la gorge.

Rosier de Provins. — La *rose rouge* ou *de Provins* est astringente et tonique. Elle convient dans les écoulements muqueux chroniques, les catarrhes, les diarrhées chroniques, les leucorrhées, les hémorrhagies passives, l'ophthalmie chronique, etc.

Doses à l'intérieur : infusion de 8 à 15 grammes par litre d'eau.

Doses à l'extérieur : infusion de 15 à 60 grammes par litre d'eau en lotion, collyre, injection.

Tormentille. — Les racines de la tormentille sont très-astringentes et fébrifuges. On l'emploie dans les mêmes cas que la bistorte (Voyez p. 55).

Ulmaire ou **Reine-des-Prés.** — La tisane d'ulmaire est un diurétique employé avec succès dans les hydropisies.

Dose : infusion ou décoction de 10 à 30 grammes par litre d'eau.

LÉGUMINEUSES.

La famille des légumineuses comprend :

Acacia indigène,
— *véritable,*
— *du cachou,*
Ajonc marin, genêt épineux,
Astragale, réglisse bâtarde,
Baguenaudier, faux séné,
Bois du Brésil,
Bugrane, arrête-bœuf,
Campêche (bois de),
Casse,
Copahier,
Coronille,

Cytise,

Fenu-grec,

Fève,

Galéga,

Genêt des bois,

— *d'Espagne,*

— *des teinturiers,*

Haricot,

Indigotier,

Lentille,

Luzerne,

Mélilot bleu,

— *jaune,*

Myroxylon,

Pois,

Réglisse,

Sainfoin,

Séné,

Tamarinier,

Vesce,

Vulnéraire anthyllide.

La famille des légumineuses fournit un grand nombre de plantes, comme on le voit.

Elles sont employées dans l'économie domestique, dans les arts et dans la médecine.

Parmi celles utiles en médecine on remarque :

Acacia (acacia d'Égypte ou du Sénégal). — L'acacia fournit la *gomme arabique*.

Bugrane. — La racine de bugrane est diurétique.

Dose à l'intérieur : décoction, 30 à 60 grammes par litre d'eau.

Campêche. — La décoction du bois de campêche a été employée comme astringente.

Dose : bois concassé, 30 grammes dans 500 grammes d'eau que l'on réduit d'un tiers.

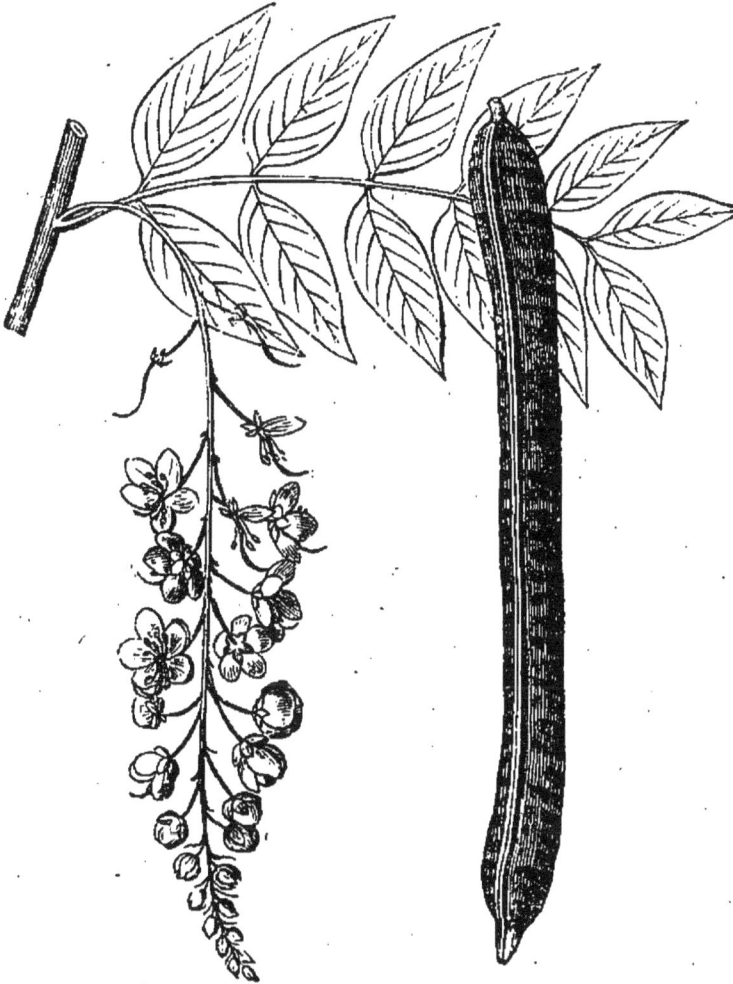

Fig. 50. — Casse.

Casse (*fig.* 50). — La casse est la pulpe des

fruits du *canéficier*, dont les gousses nous viennent particulièrement des Antilles, sous le nom de *casse en bâtons, casse des boutiques.*

La casse mondée fournit l'*extrait de casse.*

La casse est un laxatif très-doux.

Copahier (*fig.* 51). — Le copahier croît au

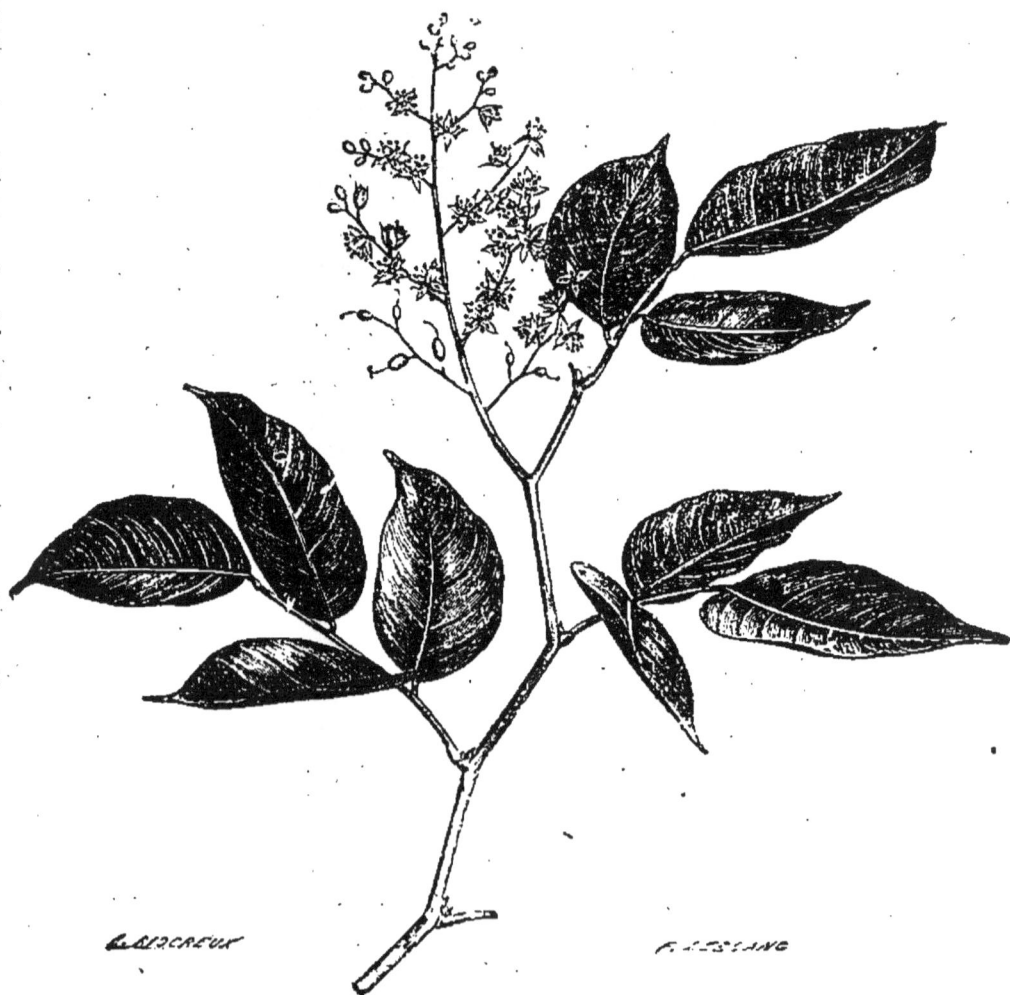

Fig. 51. — Copahier.

Brésil, à Cayenne, en Colombie. C'est l'arbre qui

fournit l'*oléo-résine* ou térébenthine connue sous le nom de *baume de Copahu.*

Le baume de Copahu est un diurétique fréquemment employé pour arrêter les blennorrhées ; on peut aussi l'employer au début de la blennorrhagie.

Genêt. — Les sommités du genêt à balais, commun dans nos bois, sont employées comme purgatives et diurétiques.

Mélilot officinal. — Les fleurs du mélilot sont fréquemment employées en infusion dans les ophthalmies peu intenses.

Réglisse. — La racine de réglisse est adoucissante, rafraîchissante, béchique et diurétique. On l'emploie vulgairement pour édulcorer les tisanes.

L'orge, le chiendent, la réglisse forment la base d'une tisane qui convient aux ouvriers échauffés, fatigués et qui peuvent prendre un peu de repos. L'extrait ou *jus de réglisse* calme la toux et facilite l'expectoration.

Séné. — Le séné, dans le commerce, se vend sous deux formes : feuilles et follicules. Pour l'usage médical, on doit accorder la préférence aux feuilles.

Le séné est fréquemment employé comme purgatif ; on l'associe ordinairement à la manne, à la rhubarbe et aux sels neutres.

Dose : infusion, 8 à 16 grammes pour les enfants, et 32 grammes pour les adultes.

Tamarinier. — Le tamarin, fruit du tamarinier, est employé comme laxatif, à la dose de 30 à 60 grammes.

Vulnéraire anthyllide. — Cette plante est considérée comme astringente et vulnéraire. Prise en décoction, elle est considérée comme propre à résoudre les contusions et à prévenir les suites des chutes et des commotions.

On a du reste décoré du nom de *vulnéraire* une foule de plantes aromatiques recueillies principalement dans les Alpes suisses, d'où les noms de *vulnéraire suisse*, de *thé suisse*, que l'on donne à ces plantes desséchées, coupées et mêlées ensemble.

C'est un mélange informe qui doit être à jamais rejeté et auquel on doit préférer les plantes connues et d'une vertu éprouvée.

TÉRÉBINTHACÉES.

Les térébinthacées comprennent :

Acajou,
Balsamiers,
Noyer,
Pistachiers,
Sumac.

Pistachiers. — On distingue deux espèces principales de pistachiers :

Le pistachier qui fournit la térébenthine (*térébenthine de Chio*), bien supérieure à la térébenthine

ordinaire, à laquelle on la préfère pour l'usage interne.

Le pistachier vrai, qui nous donne les pistaches
qui servent, en pharmacie, à faire les *loochs verts*.

Noyer. — Le noyer est antiscrofuleux. Il est
également considéré comme astringent, tonique,
sudorifique, vermifuge et adoucissant.

Pris à l'intérieur, il peut arrêter les hémorrhagies utérines.

A l'extérieur, on s'en sert contre la teigne ; on
emploie la décoction des feuilles pour modifier
les ulcères atoniques, indolents et blafards; pour
faire des injections dans le vagin contre les ulcérations du col de la matrice, les fleurs blanches.

Le *brou de noix* est un bon stomachique, dont
on conseille l'usage en cas de faiblesse chronique
et de gastralgie.

Sumac. — Les feuilles du sumac des corroyeurs
ont été employées comme astringentes et fébrifuges.

RHAMNOÏDES.

Les rhamnoïdes comprennent :

Fusain, bonnet-de-prêtres,
Houx épineux,
Jujubier,
Nerprun.

Fusain. — Les feuilles du fusain sont vomitives et purgatives. Ses fruits, réduits en poudre, sont employés pour détruire les poux de tête.

Houx. — La racine de houx est amère, tonique et diurétique.

Elle faisait partie des cinq racines apéritives des anciens.

Jujubier. — Les *jujubes* sèches, fruits du jujubier, sont rangées parmi les fruits pectoraux. On en fait des tisanes, un sirop, une pâte.

La *pâte de jujube*, du commerce, aujourd'hui, ne contient pas de décoction de jujubes. Ce n'est qu'une pâte faite avec la gomme arabique, le sirop de sucre, l'eau de fleurs d'oranger et l'eau pure.

Nerprun. — Les baies de nerprun servent à faire le sirop de ce nom. Le *sirop de nerprun* est purgatif, mais il cause souvent de violentes coliques.

15ᵉ Classe.

Deux cotylédons; fleur sans pétale; étamines séparées du pistil.

Les principales familles de la 15ᵉ classe sont : les *urticées*, les *euphorbiacées*, les *cucurbitacées*, les *amentacées* et les *conifères*.

URTICÉES.

La famille des urticées comprend :

Arbre à pain,
Chanvre,

Figuier,

Houblon,

Mûrier noir,

— *blanc,*

Orties,

Pariétaire,

Poivre noir,

— *cubèbe,*

— *bétel,*

Figuier. — Parmi les figues, on distingue les *blanches,* les *violettes* et les *grasses.*

Les figues grasses sont celles qui se vendent le plus dans le commerce. Elles sont grosses, brunes et visqueuses. Elles font partie des quatre fruits pectoraux. Les figues sont adoucissantes et émollientes.

Houblon. — A dose ordinaire (infusion de 15 à 60 grammes par litre d'eau), le houblon excite l'appétit et favorise les digestions.

Les cônes du houblon sont employés en infusion et en décoction, mais l'infusion est bien préférable. Le houhlon est tonique, anthelminthique, diurétique, diaphorétique, fondant, dépuratif et sédatif. Il est employé dans beaucoup de cas ; mais disons qu'il convient surtout dans les affections lymphatiques et scrofuleuses, aux gens qui habitent les lieux humides, aux enfants pâles et bouffis.

Le houblon est un des principaux ingrédients de la *bière.*

Le *lupulin*, que l'on trouve à la base de la surface externe des bractées dont sont formés les cônes, paraît être le principe actif du houblon.

Le lupulin, par conséquent, convient dans tous les cas où le houblon lui-même est indiqué. Il paraît jouir de propriétés anaphrodisiaques assez prononcées. Aussi, l'administre-t-on dans les spermatorrhées.

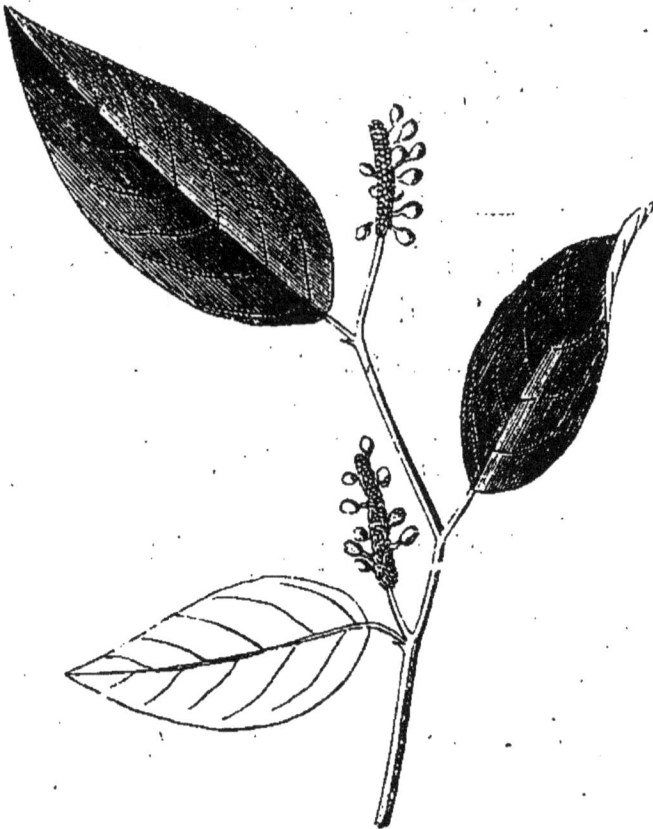

Fig. 52. — Poivre cubèbe.

Mûrier. — Le mûrier noir donne la mûre,

fruit qui a une saveur sucrée et acide. On en fait un sirop qui passe pour être astringent.

Les fruits du mûrier blanc sont alimentaires comme ceux du mûrier noir. Mais le mûrier blanc est surtout cultivé pour ses feuilles dont se nourrissent les vers à soie.

Cubèbe (*fig.* 52). — Le poivre cubèbe contient une résine analogue à celle du copahu. C'est à cette résine que sont dus les bons effets obtenus de l'emploi du cubèbe dans le traitement des blennorrhées.

On l'emploie à la dose de 30 à 40 grammes par jour.

Pariétaire. — L'infusion de pariétaire (15 à 30 grammes par litre d'eau) est diurétique. Sa décoction sert à faire des bains locaux, des injections, des fumigations adoucissantes.

EUPHORBIACÉES.

Les euphorbiacées comprennent :

Buis,
Croton,
Euphorbes,
Hévée,
Manioc,
Mercuriale,
Ricin.

Buis. — Les feuilles du buis sont purgatives.

Le bois et la racine sont sudorifiques à la dose
de 30 à 60 grammes par litre d'eau en infusion.

Croton. — Le croton fournit le *tournesol*, matière colorante employée par les teinturiers, et
dont les chimistes se servent dans leurs analyses
pour reconnaître la présence des acides.

Les graines du croton donnent par expression
l'huile connue sous le nom d'*huile de croton*.

L'emploi de cette huile exige la plus grande
prudence. Elle ne doit être administrée à l'intérieur qu'à des doses infiniment petites. Elle est
quelquefois employée en frictions sur le ventre
(10 à 20 gouttes mêlées au double d'huile d'a-
mandes douces), mais ces frictions ne doivent
être faites qu'à bon escient, car elles déterminent
toujours une vive irritation des téguments.

Euphorbes. — Les euphorbes sont très-
nombreux et tous sont dangereux, en raison du
suc laiteux très-caustique qu'ils contiennent.

Hévée. — L'hévée est un arbre de la Guyane
dont le suc épaissi donne le caoutchouc.

Manioc. — La racine du manioc est vénéneuse,
mais, privée de ce principe délétère, elle fournit
le *tapioka*, fécule excellente, qui convient aux estomacs faibles.

Mercuriale. — La mercuriale sert à faire une
préparation laxative appelée *miel de mercuriale*.
On ne l'emploie qu'en lavements.

Ricin (*fig.* 53). — Les graines de ricin donnent,
par expression, une huile très-épaisse, transpa-

rente, rougeâtre, verdâtre, jaunâtre ou presque
blanche, ce qui tient au mode de préparation. La

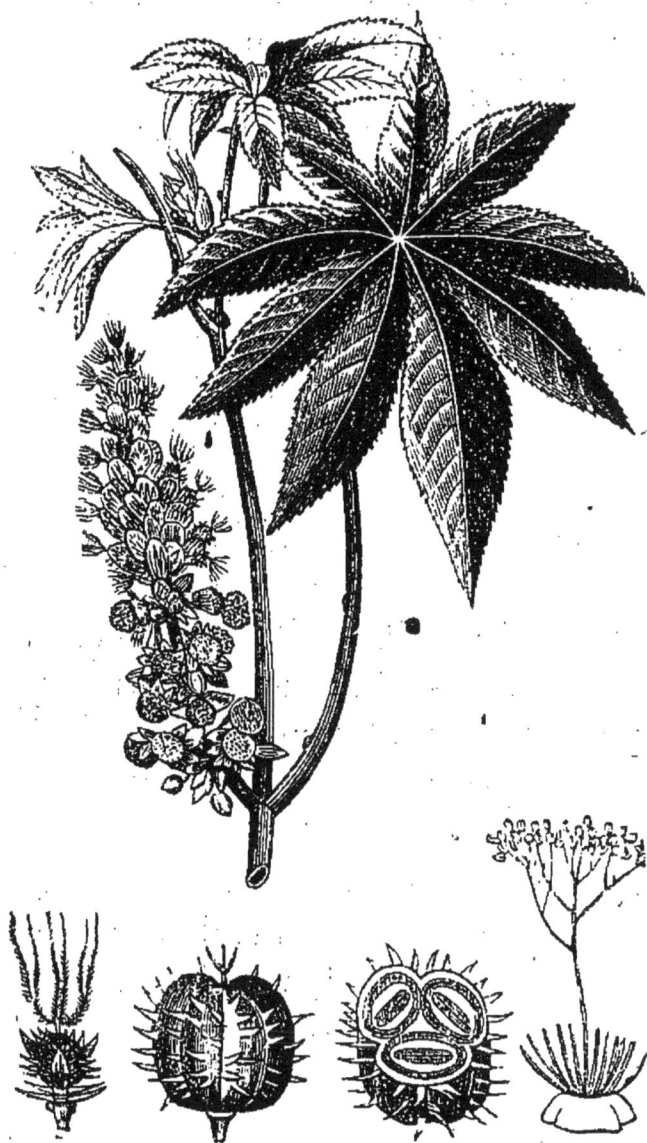

Fig. 53. — Ricin.

meilleure préparation est l'expression à froid.
Ainsi préparée, l'huile de ricin est un purgatif

assez doux. La dose est de 30 à 60 grammes, selon l'âge et la constitution du sujet. L'huile de ricin est prise souvent dans du bouillon gras, dans du café noir, mais il est préférable de la prendre dans un *lait de poule*.

CUCURBITACÉES.

Les cucurbitacées comprennent :

Bryone couleuvrée,
Coloquinte,
Concombre,
Courge,
Melon.

Bryone. — La racine de bryone est un purgatif drastique que l'on a préconisé comme succédané de l'ipécacuanha et du jalap (V. ces mots). La racine fraîche, appliquée sur la peau, agit comme un sinapisme.

A trop forte dose, la bryone est un poison violent.

Coloquinte. — La pulpe du fruit de la coloquinte possède une saveur très-amère et très-âcre. Cette pulpe est un violent drastique, même à petite dose.

AMENTACÉES.

Les amentacées comprennent :

Aulne,

Bouleau,
Charme,
Châtaignier,
Chêne,
Hêtre,
Noisetier,
Orme,
Osier,
Peuplier,
Platane,
Saule.

Chêne. — L'écorce du chêne, réduite en poudre, porte le nom de *tan.*

Cette poudre est quelquefois employée dans le pansement des ulcères atoniques.

L'écorce de chêne est astringente. On l'emploie avec succès contre les diarrhées chroniques, les hémorrhagies passives, les fleurs blanches sans irritation.

A l'extérieur, la décoction d'écorce de chêne est employée en lotions, en injections contre les fleurs blanches, la chute du vagin, la grangrène, les ulcères.

Doses à l'intérieur : décoction, 5 à 15 grammes pour 500 grammes d'eau.

Doses à l'extérieur : décoction, 30 à 60 grammes par litre d'eau.

Hêtre. — La *faîne*, fruit du hêtre, fournit une huile qui jouit de toutes les qualités des huiles grasses et pouvant être employée aux mêmes usages ; elle ne se coagule point par le froid.

Peuplier. — Les bourgeons du peuplier font la base de l'*onguent populeum*.

L'infusion de ces bourgeons est recommandée aussi, à l'intérieur, dans les maladies chroniques des poumons.

Dose : infusion, 15 à 30 grammes par litre d'eau.

CONIFÈRES.

La famille des conifères comprend :

Cèdre,
Cyprès,
Genévrier,
If commun,
Mélèze,
Pin,
Sabine,
Sapin,
Thuya oriental.

Genévrier. — Les baies du genévrier ou baies de genièvre sont toniques et diurétiques.

Dose : infusion, 15 à 30 grammes par litre d'eau.

If. — Les baies de l'if commun sont relâchantes et même purgatives.

Mélèze. — Le mélèze est l'arbre qui fournit la térébenthine dite de Venise.

Sabine (*fig.* 54). — La sabine est très-irritante et stimule puissamment les vaisseaux utérins, aussi doit-on user de la plus grande circonspection

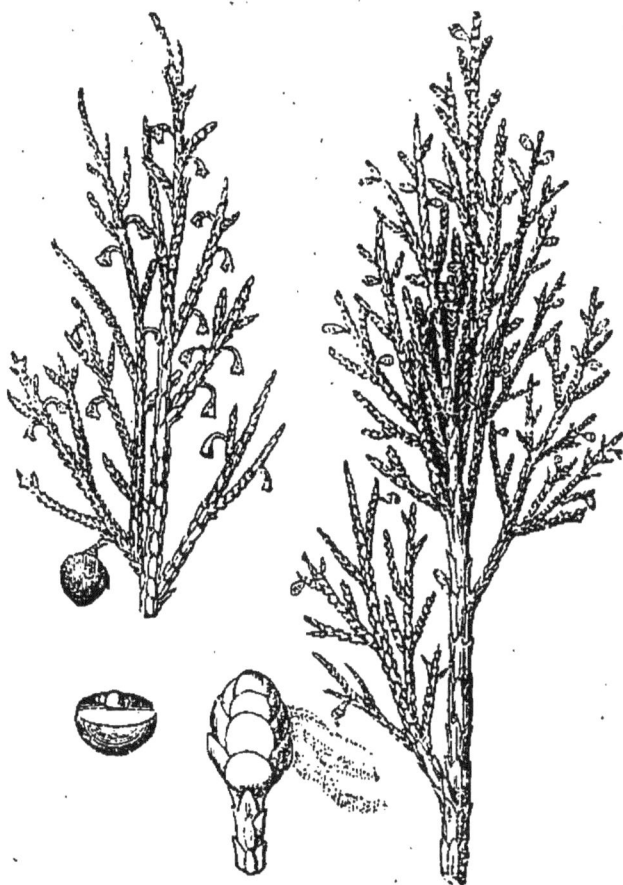

Fig. 54. — Sabine.

quand on l'emploie comme emménagogue ou comme vermifuge.

Pin et **sapin**. — Le pin et le sapin sont des arbres qui fournissent différentes résines, telles que la *térébenthine*, la *colophane*, la *poix* et le *goudron*.

RÉSUMÉ

ACOTYLÉDONES

1re Classe.

ALGUES.

Caragaheen (mousse per-
 lée),

Varech ou Fucus,
Mousse de Corse.

CHAMPIGNONS.

Agarics,
Agaric du houx,
Chanterelle,
Bolets,
Mousseron,

Faux mousseron,
Oronge vraie,
Morille,
Truffes.

LICHENS.

Lichen d'Islande,
 — pulmonaire,

Lichen pyxidé.

MOUSSES.

Polytric (perce-mousse).

LYCOPODES.

Lycopode (pied-de-loup).

FOUGÈRES.

Capillaire doré (doradille),
—   de Montpellier,
—   noir,
—   rue des murailles,
—   trichomane (polytric),

Fougères (mâle et femelle),
Polypode de chêne vulgaire,
Scolopendre (langue-de-cerf).

MONOCOTYLÉDONES.

2e Classe.

MASSETTES.

Massettes à larges feuilles (typha latifolia),

Massettes à feuilles étroites (typha angustifolia).

GRAMINÉES.

Arundo phragmites (roseau à balais),
Arundo donax (canne de Provence),
Avoine,
Bambou,
Blé,
Blé de Turquie,

Canne à sucre,
Chiendent (gros et petit),
Maïs,
Millet,
Orge,
Seigle,
Seigle ergoté.

3e Classe.

PALMIERS.

Chou-palmiste,
Cocotier.

Dattier,
Sagoutier.

AROIDÉES.

Acorus calamus (roseau odorant),

Arum (pied-de-veau, gouet),

Arum serpentaire.

LILIACÉES.

Ail (oignon, poireau),
Aloès,
Fritillaire (couronne impériale),

Jacinthe,
Lis blanc,
Tulipe, etc.

ASPARAGINÉES.

Asperge,
Muguet,
Petit houx (fragon épineux),

Salsepareille,
Sceau-de-Salomon.

JONCÉES.

COLCHICACÉES.

Colchique (tue-chien).

IRIDÉES.

Iris de Florence,
— des jardins,

Iris des marais,
Safran.

NARCISSÉES.

Agaves d'Amérique,
Ananas,

Narcisses.

4e Classe.

ORCHIDÉES.

Orchis,   Vanillier.

BANANIERS.

Bananier.

BALISIERS.

Gingembre,   Souchet des Indes (cur-
Souchet long et rond,   cuma.

DICOTYLÉDONES.

5e Classe.

ARISTOLOCHIÉES.

Aristoloche longue,   Aristoloche clématite,
— ronde,   Asaret (oreille-d'homme).

6e Classe.

LAURINÉES.

Laurier noble,   Laurier camphrier,
— cannellier,   Muscadiers.

POLYGONÉES.

Bistorte,   Patience aquatique,
Oseille commune,   — blanche,

Patience rouge (sang-dra-
 gon),
— sauvage,
Persicaire (plantain rosa),
— (poivre d'eau),

Rhubarbe de Chine,
— de France (rha-
 pontic),
Sarrasin ou blé noir,
Traînasse renouée.

CHÉNOPODÉES.

Ambroisie (thé du Mexi-
 que),
Ansérine (bon-Henri),
Bette ou poirée,

Camphrée de Montpellier
Épinards,
Salsolas,
Vulvaire.

7e Classe.

AMARANTACÉES.

Amarantes (Queue-de-renard, Crête-de-coq).

8e Classe.

JASMINÉES.

Frêne commun,
Jasmin,
Lilas,

Olivier,
Troène.

APOCYNÉES.

Asclépiade (dompte-ve-
 nin),
Laurier-rose,

Pervenche (grande et pe-
 tite),
Strychnos.

BORRAGINÉES.

Bourrache off.,

Buglosse grande ou off.,

Consoude (grande),
Cynoglosse (langue-de-chien),
Grémil (herbe aux perles),
Héliotrope sauvage (herbe aux verrues),

Lycopside (petite buglosse des champs),
Myosotis (ne-m'oubliez-pas),
Pulmonaire des bois off.,
Vipérire buglosse.

CONVOLVULACÉES.

Jalap,
Liseron,

Patate.

SOLANÉES.

Alkékenge (coqueret),
Aubergine,
Belladone (bouton noir),
Calebassier,
Datura stramonium (pomme épineuse),
Douce-amère (morelle grimpante),

Jusquiame noire,
Liciet des haies,
Morelle noire,
Nicotiane (tabac franc et rustique),
Piment (poivre long, corail des jardins),
Tomate (pomme d'amour).

SCROPHULARIÉES.

Digitale pourprée,
Euphraise (casse-lunettes),
Gratiole (herbe à pauvre homme),
Linaire à fleur jaune et à fleur bleue,
Linaire cimbalaire,
Molène (bouillon-blanc),

Muflier des murs (gueule-de-loup),
Scrofulaire noueuse et aquatique,
Velvotte (véronique femelle),
Véronique beccabunga,
— à épis,
— mâle off. (thé d'Europe).

LABIÉES.

Agripaume cardiaque,

Basilic grand (herbe royale),

Basilic petit (oranger du savetier),

Bétoine,

Brunelle (brunette),

Bugle rampante et pyramidale,

Calament des montagnes,

Cataire (herbe aux chats),

Chamædrys (germandrée, petit-chêne),

Crapaudine,

Hysope,

Ivette (chamæpitys),

Lavande off. et stœchas,

Lierre terrestre,

Lycopode d'Europe (pied-de-loup),

Marjolaine à coquilles,

 — des jardins,

Marrube blanc ou commun,

Marrube noir (ballote noire),

Mélisse off. des bois,

 — de Moldavie,

Menthe blanche,

 — crépue,

 — poivrée,

 — pouillot (pouillot couronné),

Origan rouge et vulgaire,

 — blanc (marjolaine des jardins),

Ortie blanche,

 — rouge,

Romarin,

Sarriette des jardins et des montagnes,

Sauge des bois,

 — off., grande et petite,

Sclarée (sauge orvale, toute-bonne),

Scordium (germandrée d'eau, herbe à l'ail),

Serpolet (thym bâtard),

Thym vulgaire.

9e Classe.

CAMPANULACÉES.

Campanule raiponce.

ÉBÉNACÉES.

Styrax off., Styrax benzoé.

BRUYÈRES.

Airelle myrtille (raisin-des-bois),
Arbousier (busserolle, uva ursi),
Bruyère, commune et cendrée.

10e Classe.

CHICORACÉES.

Chicorée sauvage,
— frisée (endive),
Laiteron commun,
Laitue commune (esca-role, romaine, laitue pommée, crépue),
Laitue vireuse,
Lampsane,
Pissenlit (dent-de-lion).

SYNANTHÉRÉES.

Absinthe grande ou com-mune,
Absinthe maritime,
Absinthe petite ou de Pont,
Armoise citronnelle (au-rone mâle),
Armoise commune,
— estragon,
Arnica des montagnes (tabac des Vosges).
Aster (œil-du-Christ),
Aunée dysentérique (her-be de St-Roch),
Aunée grande off.,
Balsamite odorante (bau-me-coq),
Bardane glouteron (herbe aux teigneux),
Bluet barbeau (casse-lu-nettes),
Camomille des teintu-riers,
— romaine,
— des champs,
Carthame (safran bâtard),
Chrysanthème,
Conyze (herbe aux mou-ches),

Eupatoire d'Avicenne (à feuilles de chanvre),

Jacée des prés (grande centaurée),

Marguerite (reine),

Matricaire,

Millefeuille commune,

— sternutatoire (Ptarmique),

Pâquerette (petite marguerite),

Pied-de-chat (rose et blanc),

Piloselle (oreille-de-rat),

Pyrèthre,

Santoline cotonneuse (aurone femelle),

Scorsonnère (salsifis sauvage),

Semen contra,

Seneçon Jacobée (herbe à Jacob),

Seneçon vulgaire,

Souci (off. et des vignes),

Tanaisie vulgaire,

Topinambour,

Tussilage (pas-d'âne),

Verge d'or des bois et des jardins,

Vergerette (érygéron du Canada).

11e Classe.

RUBIACÉES.

Aspérule odorante,

Cafier,

Caille-lait,

Cinchona du Pérou,

Croisette velue,

Garance des teinturiers,

Grateron,

Ipécacuanha.

DIPSACÉES.

Chardon à foulon,

Scabieuse.

VALÉRIANÉES.

Valériane des jardins,

— grande ou phu,

Valériane (petite) off.,

Mâche.

CAPRIFOLIACÉES.

Chèvrefeuille,
Gui,
Lierre,

Sureau noir,
— yèble.

12e Classe.

OMBELLIFÈRES.

Ache ou Livèche,
Ammi,
Aneth,
Angélique,
Anis vert,
Berce,
Berle (faux cresson),
Buplèvre,
Carotte,
Carvi,
Céleri,
Cerfeuil commun,
Chardon Roland ou mieux
   roulant,

Ciguë grande,
— petite,
— vireuse,
Coriandre,
Cumin,
Fenouil,
Impératoire,
Panais,
Perce-pierre,
Persil,
Phellandrie (ciguë aqua-
   tique),
Sanicle.

ARALIACÉES.

Ginseng.

13e Classe.

RENONCULACÉES.

Aconit napel,
Adonide (goutte-de-sang),

Ancolie (manteau royal)
Anémone des bois (Sylvie),

Anémone pulsatile (co-
quelourde),

Clématite brûlante (herbe
aux gueux),

Dauphinelle (pied - d'a-
louette),

Hellébore fétide (pied-de-
griffon),

Hellébore noir (rose de
Noël),

Nigelle de Damas (che-
veux de Vénus),

Nigelle de Damas (herbe à
Sainte-Catherine),

Pivoine,

Populage (souci des ma-
rais),

Renoncule,

Staphisaigre (herbe aux
poux).

PAPAVÉRACÉES.

Chélidoine glauque (pavot
cornu),

Chélidoine grande (éclai-
re),

Coquelicot (pavot des
champs),

Fumeterre,

Pavot.

CRUCIFÈRES.

Cardamine (cresson des
prés),

Chou,

Cochléaria,

Erysimum alliaire (herbe
à l'ail),

Erysimum (herbe de Ste-
Barbe),

Erysimum vélar (herbe
aux chantres),

Giroflée jaune,

Moutarde blanche et noire,

Passerage,

Pastel des teinturiers,

Raifort sauvage,

Roquette sauvage,

Sagesse des chirurgiens,

Tabouret (bourse à pas-
teur).

CAPPARIDÉES.

Câprier,

Gaude (herbe à jaunir),

Réséda odorant et ino-
dore.

AURANTIACÉES.

Arbre à thé,   Oranger.
Citronnier,

GUTTIFÈRES.

Gomme-gutte.

VINIFÈRES.

Vigne.

GÉRANIACÉES.

Capucine,   Oxalis (surelle alleluia).
Géranion (bec-de-grue),

MALVACÉES.

Cacaoyer,   Mauve,
Cotonnier,   Rose trémière.
Guimauve,

MAGNOLIACÉES.

Badiane,   Magnolier.

CARYOPHYLLÉES.

Behen blanc (compagnon   Nielle des blés,
    blanc),   OEillets,
Lin,   Saponaire.
Mouron blanc,

TILIACÉES.

Tilleul.

CISTÉES.

Pensée sauvage, Violette.

RUTACÉES.

Fraxinelle(dictameblanc), Pigamon (rue des prés),
Gaïac, Rue officinale.

14e Classe.

GROSSULARIÉES.

Groseillierblanc.   Groseillier épineux ou à
— rouge.   maquereaux.
— noir ou cassis,

CACTIERS.

Cactier à cochenille.

PORTULACÉES.

Pourpier.

MYRTÉES.

Giroflier, Myrte.
Grenadier,

ROSACÉES.

Abricotier, Amandier,
Aigremoine, Argentine (herbe aux
Alchimille (pied-de-lion), oies),

Aubépine,
Benoîte (herbe de St-Be-
    noît),
Cerisier,
Coignassier,
Églantier,
Filipendule,
Fraisier,
Framboisier,
Laurier-cerise (laurier-
    amande),
Merisier,
Néflier,
Pêcher,
Pimprenelle,

Poirier,
Pommier,
Prunier,
Quintefeuille,
Ronce douce,
Rosier de Provins,
    — blanc,
    — à cent feuilles,
    — de Bengale,
    — mousseux,
    — des quatre-sai-
sons, etc., etc.
Tormentille,
Ulmaire.

LÉGUMINEUSES.

Acacia indigène,
    — véritable,
    — du cachou,
Ajonc marin (genêt épi-
    neux),
Astragale (réglisse bâtar-
    de),
Baguenaudier (faux séné),
Bois de Brésil,
Bois de campêche.
Bugrane (arrête-bœuf),
Casse,
Copahier,
Coronille,
Cytise,

Fève,
Fenu-grec,
Galéga off.,
Genêt des bois,
    — d'Espagne,
    — des teinturiers,
Haricot,
Indigotier,
Lentille,
Luzerne,
Mélilot bleu,
    — jaune,
Myroxylon,
Pois,
Réglisse,

Sainfoin,
Séné,
Tamarinier,

Vesce,
Vulnéraire anthyllide.

TÉRÉBINTHACÉES.

Acajou,
Balsamier,
Noyer,

Pistachier,
Sumac.

RHAMNOÏDES.

Fusain (bonnet de prêtre),
Houx épineux,

Jujubier,
Nerprun.

15e Classe.

URTICÉES.

Arbre à pain,
Chanvre,
Figuier,
Houblon,
Mûrier noir,
— blanc,

Orties,
Poivre noir,
— cubèbe,
— bétel,
Pariétaire.

EUPHORBIACÉES.

Buis,
Croton,
Euphorbes,
Hévée,

Manioc,
Mercuriale,
Ricin.

CUCURBITACÉES.

Bryone couleuvrée,
Coloquinte,
Concombre,

Courge,
Melon.

AMENTACÉES.

Aulne,
Bouleau,
Charme,
Châtaignier,
Chêne,
Hêtre,

Noisetier,
Orme,
Osier,
Peuplier,
Platane,
Saule.

CONIFÈRES.

Cèdre,
Cyprès,
Genévrier,
If commun,
Mélèze,

Pin,
Sabine,
Sapin,
Thuya oriental.

TROISIÈME PARTIE

HERBORISATIONS ET HERBIER, CULTURE, RÉCOLTE ET CONSERVATION DES PLANTES

I

HERBORISATIONS ET HERBIER.

L'article 37 de la loi du 21 germinal an XI interdit la vente des végétaux indigènes secs ou frais, et l'exercice de la profession d'herboriste, à toute personne qui n'aura pas subi, dans une école de pharmacie, ou par-devant le jury médical de son département, un examen constatant qu'il possède les *connaissances nécessaires*.

Cette loi si sage, créée en vue de faire cesser les abus et de régulariser la position de l'herboriste à l'égard du pharmacien, est restée, pour ainsi dire, sans vigueur; c'est-à-dire, qu'elle n'a pas donné au commerce des plantes l'impulsion nécessaire au point de vue scientifique, *faute d'enseignement*.

Les herboristes, en effet, n'ont à leur disposition aucun cours spécial ni régulier; et si la science de la botanique commerciale n'est pas tombée dans l'oubli, c'est à la louange de certains herboristes désireux de s'instruire quand même ; c'est à la louange de certaines personnes désintéressées, qui, oubliant leurs propres intérêts, se sont consacrées plus particulièrement à cette étude dans le but d'en propager les principes.

Depuis une vingtaine d'années, le nombre des herboristes s'est considérablement accru. Beaucoup d'entre eux se sont adonnés plus spécialement à l'étude de la botanique rurale, et si la flore française commence à être connue dans ses moindres détails, ils y ont certainement contribué pour une large part.

Nous ne saurions donc trop encourager ces herboristes à continuer leurs efforts dans cette voie. En botanique, l'étude des plantes vivantes, et principalement des plantes indigènes, est celle qui prime toutes les autres par son utilité, et sans laquelle les notions acquises ne laisseraient bientôt aucune trace dans l'esprit. Après comme avant l'examen, l'herboriste doit donc *herboriser*, s'il ne veut pas perdre le fruit de ses premières études. Qu'il ne se laisse pas amoindrir par la place modeste qu'on lui donne dans la science, mais qu'il se souvienne plutôt qu'il peut aussi y apporter sa part et la faire progresser.

Voici du reste comment s'exprime à ce sujet M. Lebeaud (1), ancien officier de santé de l'armée,

---

(1) Lebeaud, *Manuel de l'Herboriste*. Paris, 1825.

qui, lui aussi, s'est beaucoup occupé des plantes
du commerce :

« Un bon herboriste, dit-il, doit s'attacher à
« connaître parfaitement tous les végétaux
« usuels ou malfaisants qui croissent dans son
« département et les lieux qui l'avoisinent, afin
« d'utiliser les uns et de prémunir ses concitoyens
« contre le danger des autres, afin surtout de
« n'être pas induit en erreur par des similitudes
« trompeuses entre des plantes de vertus con-
« traires, et exposé par ignorance à des substitu-
« tions dangereuses. Les livres de botanique lui
« offrent un guide utile, mais sont loin de lui
« suffire. C'est dans les herborisations qu'il doit
« chercher des connaissances plus exactes : c'est
« en parcourant les campagnes pour étudier sur
« pied les plantes qui y croissent naturellement,
« qu'il gravera dans sa mémoire, le port, la cou-
« leur, l'odeur, la saveur, et tous les caractères
« extérieurs de ces mêmes plantes, bien plus sûre-
« ment et avec plus de facilité qu'il n'aurait pu le
« faire à la lecture d'une description souvent in-
« complète.

« Ces excursions lui apprendront en outre à
« connaître le moment le plus propre à la récolte
« de chacun des végétaux qu'il doit employer : car
« bien que beaucoup d'entre eux soient communs
« à plusieurs contrées, ils ne fleurissent pas partout
« à la même époque.

« Pour herboriser avec fruit, il faut attendre

« que la floraison soit en pleine vigueur ; explorer
« dans le plus grand détail les champs cultivés ou
« non, les bords des chemins, des sentiers ; les
« haies, les buissons ; les fossés, les marécages,
« les bois, les montagnes ; les torrents desséchés,
« les roches arides, etc. ; les lieux les plus sauva-
« ges, les plus inaccessibles, produisent souvent des
« végétaux précieux en médecine ou dans les arts.
« Enfin il faut noter exactement tout ce que ces
« excursions pourront offrir d'intéressant, et ne
« pas dédaigner la plante en apparence la plus
« chétive.

« Chaque fois qu'il rencontrera une plante in-
« connue, l'herboriste en examinera attentivement
« la floraison ; il passera ensuite et successivement
« à l'examen des feuilles, des rameaux, de la tige,
« des racines, de tous les autres caractères exté-
« rieurs, et mâchera avec méfiance un peu de
« chacune de ses parties. Cette première investi-
« gation lui fournira déjà quelques données sur
« les propriétés médicinales de la plante : une
« odeur suave et des couleurs gaies annoncent
« rarement des végétaux nuisibles ; une couleur
« sombre, livide ; une odeur vireuse ou nauséa-
« bonde ; un suc laiteux, jaune, noirâtre, font
« soupçonner des qualités vénéneuses : les végé-
« taux inspides et inodores ont peu ou point de
« vertus : ceux qui ont beaucoup d'arome joignent
« ordinairement à ce caractère une saveur âcre,
« chaude, et des vertus cordiales, toniques, sto-

« machiques : une amertume prononcée indique
« des propriétés fébrifuges, vermifuges, dépura-
« tives ou toniques.

« D'après ces premières indications, il verra de
« suite si la plante vaut la peine d'être conservée ;
« il cherchera alors à en déterminer la famille, le
« genre, l'espèce ; et il en cueillera un ou plusieurs
« échantillons, pour en enrichir son herbier. S'il
« s'agit d'une plante qui n'ait pas toutes ses par-
« ties, il n'en exercera pas moins son examen sur
« celles qu'elle conserve.

Un herbier est un recueil de plantes séchées
avec les soins nécessaires pour conserver le mieux
possible leurs caractères extérieurs, et rangées
méthodiquement entre les feuillets d'un livre de
papier blanc. Un herbier est pour l'herboriste un
livre précieux, surtout s'il a soin d'écrire à côté
de chaque plante ses noms botaniques, ses propriétés, l'époque de sa floraison, les localités
qu'elle préfère. C'est pour lui un memento qui le
dispense d'excursions trop fréquentes.

Il est important de connaître les conditions
dans lesquelles il faut herboriser.

Les herborisations solitaires sont presque sans
profit pour celui qui commence l'étude de la botanique.

Les herborisations publiques dégénèrent souvent
en parties de plaisir. Les meilleures herborisations sont celles qui se font en petit comité de
trois ou quatre, de six, huit au plus, surtout si la

petite escouade est dirigée par un professeur sérieux.

Les plus courtes herborisations durent au moins une journée. On doit donc se munir de quelques

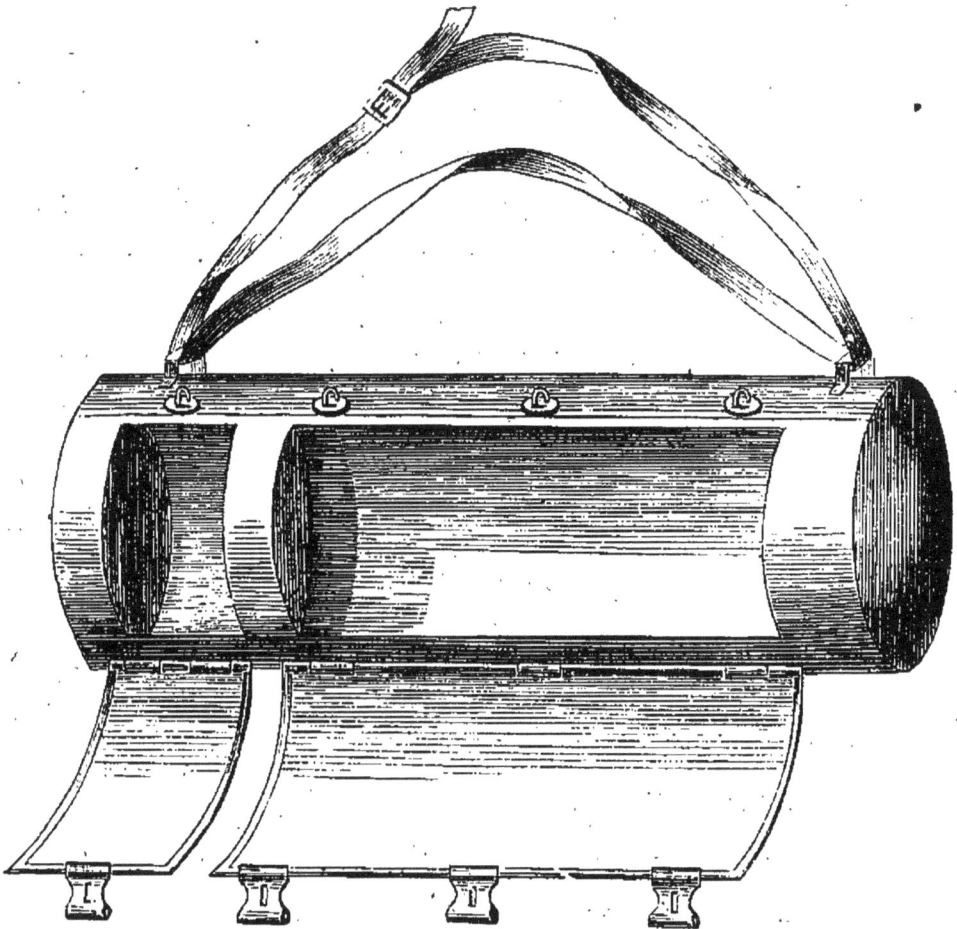

Fig. 55. — Boîte à herborisation.

provisions de bouche. En général, il faut accorder la préférence aux aliments rafraîchissants : volaille, veau, fruits ; comme boisson tonique, de l'eau-de-vie ou du café. Du reste, la plus grande sobriété est de rigueur. Celui qui herborise a be oin de toute son agilité ; il ne doit donc pas se charger inutilement. Comme habillement, il lui faut un vêtement court, une solide chaussure, des guêtres de chasseur, un caoutchouc. Comme instruments de récolte, il faut se contenter, pour les herborisations ordinaires, d'un bon *couteau de poche, du couteau-poignard* et de la boîte d'herborisation.

Couteau-poignard. — Cet instrument, long d'environ $0^m,40$, présente une très-grande solidité. On l'emploie avec succès pour extirper les plantes à racines peu profondes ; il sert également à recueillir celles qui croissent sur les murs ou dans les fissures étroites des rochers.

Boîte d'herborisation (*fig.* 53). — Les boîtes d'herborisation sont de forme variable. Les plus commodes sont celles qui sont cylindriques, et dont la longueur ne dépasse pas 40 centimètres. En général, ces boîtes sont divisées en deux compartiments. L'un, le plus petit, est destiné à recevoir différents objets utiles, tels que ficelles, étiquettes, etc. ; l'autre, le plus grand, reçoit les échantillons de plantes.

II

CULTURE DES PLANTES MÉDICINALES.

§ 1. — Plantes médicinales cultivées autre part qu'en France.

Nous n'étudierons que le cacao, le café, la canne à sucre, la cannelle, le poivre, le thé, la vanille.

Cacao. — Graine du cacaoyer (théobroma, nourriture des dieux).

Le cacaoyer est un arbre auquel il faut un soleil ardent, un sol humide, l'ombre et l'abri d'arbres plus grands que lui, une chaleur d'au moins 20 degrés. On le cultive principalement vers les confins de l'Amérique septentrionale, dans la Louisiane, la Floride, le Mexique, dans l'Amérique centrale et méridionale, au Brésil, aux Guyanes, au Pérou, à l'Équateur, d'où l'on tire le cacao *Guayaquil*, au Chili et dans les Antilles.

Mais la véritable patrie du cacao est la région qui s'étend depuis l'isthme de Téhuantepec, à l'extrémité septentrionale du Mexique, jusqu'à la terre de Darien; c'est là que se trouvent les variétés les plus précieuses.

Le cacaoyer porte habituellement une centaine de gousses ou cabosses dans l'intérieur desquelles se trouvent un certain nombre de fèves ou amandes qui sont proprement le cacao.

Le cacao mélangé au sucre forme uniquement la base du chocolat.

Le chocolat mêlé au lait ou à la crème, est un aliment substantiel et agréable.

Café. — Graine du cafier ou caféier.

Le caféier, originaire d'Éthiopie, fut transporté au quinzième siècle, en Arabie, et de là dans l'Inde, à Java, Sumatra, dans les îles de la mer du Sud et en Amérique. On le cultive en Colombie, en Guyane, au Brésil, au Pérou, dans les Antilles, dans la Guinée.

Il faut au caféier un terrain riche en humus; mais ses graines, quoique grosses, prennent facilement un goût désagréable. Dans l'Arabie, le caféier croît dans un terrain sablonneux et sur les pentes abruptes des montagnes. On distingue plusieurs variétés dans le café : le café moka est considéré comme le meilleur, puis viennent les cafés de Jamaïque, de l'île Dominique, de Bourbon, de Java, de Martinique et de Saint-Domingue.

C'est la torréfaction qui donne au café son arome suave.

Canne à sucre. — La canne à sucre, originaire de l'Inde et de la Chine, est maintenant cultivée sur un grand nombre de points du globe : au Bengale, en Chine, à Sumatra, aux Antilles, dans la Louisiane et la Floride, en Colombie, en Guyane, au Brésil, etc.

On la planta en Sicile, en Italie et en Provence, mais on dut en abandonner la culture à cause de la rigueur des hivers.

Dans l'Inde on la recueille au bout de neuf mois; en Amérique, où le terrain semble lui être moins favorable, elle ne mûrit que douze à vingt mois après sa plantation. Néanmoins les cultivateurs américains remplacent maintenant peu à peu leurs variétés anciennes par celle dite d'O-Taïti, dont le rendement sera, peut-être, supérieur à toutes les autres.

Inutile de parler ici de l'immense consommation du sucre.

Cannelle. — La véritable cannelle, connue dans le commerce sous le nom de cannelle de Ceylan, n'est guère cultivée que dans l'île de ce nom, et sur un petit espace en Cochinchine. Elle vient du *Laurus cinnamomum*. La cannelle de Chine, dont la culture est plus étendue, est moins agréable et moins recherchée. Elle est produite par le *cinnamomum aromaticum*.

Poivre. — On trouve le poivre à Bornéo, Sumatra, dans la presqu'île de Malacca et sur quelques points du royaume de Siam ; mais sa véritable patrie paraît être le Malabar.

C'est vainement qu'on a essayé de l'acclimater en Sicile.

Le *poivre cubèbe* ne se trouve qu'à Java.

Thé. — Le thé, originaire de la Chine, est cultivé au Japon, à la presqu'île de Malacca, à une région très-restreinte de l'Indoustan, à Java et à Bornéo. Le thé comme le café est devenu un objet de consommation presque habituel dans certains pays.

Vanille. — La vanille est une plante parasite et sarmenteuse de l'Amérique intertropicale. Elle est cultivée par les habitants des provinces de Vera-Cruz et d'Oaxaca qui seuls fournissent la vanille. On a essayé de cultiver la vanille dans nos serres, mais le fruit qu'on en obtient est loin d'être aussi odorant que ceux de la vanille américaine.

---

§ 2. — Plantes médicinales cultivées en France.

EUPHORBIACÉES.

La plante la plus importante de la famille des Euphorbiacées est le ricin.

Ricin. — On cultive le ricin au Sénégal, dans l'Inde, en Amérique et dans les départements méridionaux de la France, où les semis de ricin faits en place réussissent très-bien. Il faut, pour cela, une terre fraîche et une exposition chaude.

La culture du ricin a pris une importance réelle dans la plaine de Nîmes.

C'est de cet endroit que provient la plus grande partie de l'huile de ricin employée de nos jours par la médecine française.

La récolte des ricins a quelquefois manqué en France, et l'on a été obligé de recourir à l'huile de ricin d'Amérique, qui est beaucoup plus âcre que celle de France.

CRUCIFÈRES.

La culture agit favorablement sur les crucifères. Beaucoup de ces plantes sont du ressort de l'agriculture : la moutarde noire et blanche, le raifort, les choux, les navets et les raves, le colza, etc., aussi n'en parlerons-nous pas ici.

Le **cochléaria** et différents **cressons** sont cultivés pour l'usage pharmaceutique. Le cresson de fontaine est spécialement cultivé à Senlis.

LABIÉES.

Les labiées aromatiques perdent en huile essentielle par la culture; cependant, la plupart des menthes proviennent des plantes cultivées. L'*hysope*, la *lavande* et la *mélisse* sont aussi des plantes cultivées.

Hysope. — On multiplie cette plante par la graine ou mieux par les rejetons. On la plante en mars et septembre.

Lavande. — Cette plante se multiplie de graine, de boutures ou de pieds enracinés. La lavande, comme l'hysope, reprend sans aucun soin particulier.

Mélisse. — Cette plante se propage de graine et surtout de plants enracinés. Après avoir séparé les rejetons des vieux pieds, on les plante en mars dans une terre bien fumée et un peu ombragée. La mélisse est sujette à dégénérer, lorsqu'on s'en aperçoit il faut la détruire et la remplacer.

Menthe poivrée. — Il faut à la menthe un terrain frais, riche en humus. Quelques boutures plantées garnissent bientôt tout l'espace qu'on veut lui donner.

LÉGUMINEUSES.

Réglisse. — La réglisse croît spontanément en Bourgogne et dans le midi de la France.

On la cultive aux environs de Paris. Il lui faut un terrain doux, léger, bien fumé. Ses racines s'étendent à de grandes distances, et fournissent beaucoup de jets. On la multiplie de pieds enracinés qu'on plante au printemps ou à l'automne.

MALVACÉES.

Guimauve. — La guimauve croît facilement dans une terre fraîche, légère, profonde et un peu humide. Il faut en récolter la semence à l'automne pour la semer au printemps dans une terre bien labourée. En été on sarcle les jeunes semis et on leur donne au moins deux binages. A l'au-

tomne on replante les jeunes plants dans une terre
convenablement labourée. L'année suivante on
donne encore deux binages, et on fait la récolte
à l'entrée de l'hiver. On peut encore propager
cette plante en arrachant en novembre ou dé-
cembre de vieux pieds qu'on éclate et qu'on replante immédiatement.

OMBELLIFÈRES.

Angélique. — Pour cultiver l'angélique, on
doit choisir un terrain substantiel, humide, exposé à la chaleur. On la sème en mars et en septembre. Si on fait le semis en mars, on repique
en automne; si, au contraire, on ne le fait qu'en
septembre, on repique au printemps suivant.

Quand on veut transplanter les jeunes pieds, il
faut choisir les plus beaux et ayant au moins la
grosseur du petit doigt. Il faut les placer à une
certaine distance les uns des autres, dans une
terre profondément labourée.

La plantation ainsi faite peut durer dix à douze
ans, si l'on a soin de répandre tous les ans sur le
terrain des engrais abondants avant que la plante
commence à faire de nouvelles pousses. Il faut
pratiquer quatre labours ou binages pendant la
belle saison.

Anis. — L'anis, cultivé principalement en Touraine, à Albi, en Espagne, demande un terrain
sablonneux et calcaire. Il craint le froid; aussi

doit-il être semé au printemps. On sème la graine à la volée, et on ne la recouvre que légèrement, aussi la terre qu'on lui destine doit-elle être préparée par de bons labours et aussi meuble que possible. Dès que la graine est levée, il faut sarcler, pour débarrasser la plante de toutes mauvaises herbes.

L'anis est une plante annuelle.

Fenouil. — Le fenouil se sème en mars; il lui faut une terre franche, légère, sablonneuse et bien amendée. On le sème à la volée. Le fenouil demande les mêmes soins que l'anis.

PAPAVÉRACÉES.

Pavot blanc. — Le pavot blanc, qu'on cultive en Orient pour le suc qu'on en retire sous le nom d'opium, est cultivé en France comme plante oléifère, et pour l'usage pharmaceutique de ses capsules.

L'opium nous vient de Smyrne, des contrées turques de l'Asie Mineure. Il est préférable à celui de l'Inde, qui provient principalement des provinces de Bénarès, Patna et Malwa.

ROSACÉES.

Rosier de Provins. — La rose de Provins paraît être originaire de la Syrie, d'où elle fut importée à Provins par un comte de Brie, au retour des croisades. Le rosier de Provins, cultivé dans les jardins, croît naturellement dans les montagnes de l'Orléanais, de la Touraine et de l'Auvergne. On le trouve dans toute la France, mais il est cultivé plus particulièrement à Provins, à Fontenay-aux-Roses, près de Paris, aux environs de Metz, en Alsace, etc.

SYNANTHÉRÉES.

Camomille romaine. — Elle se multiplie par éclats enracinés au printemps ou à l'automne. Il lui faut une terre légère et substantielle. Elle n'a besoin d'autres soins que d'être débarrassée des mauvaises herbes.

III

RÉCOLTE, DESSICCATION ET CONSERVATION DES PLANTES INDIGÈNES.

---

§ 1. — Récolte.

Racines. — Elles se récoltent au printemps et à l'automne, mais l'automne est préférable.

Bois. — C'est également à la fin de l'automne que l'on doit récolter les bois (*genévrier, buis, gui, chêne,* etc.).

Écorces. — Les écorces résineuses doivent être récoltées au printemps quand les arbres commencent à être en sève ; les non résineuses en automne. On doit les choisir sur des branches de deux ou trois ans.

Feuilles et tiges herbacées. — Elles se récoltent quand la plante est en pleine végétation et que les organes reproducteurs commencent à poindre. Elles doivent être cueillies par un temps sec, après le lever du soleil et lorsque la rosée est dissipée.

Bourgeons. — Ils doivent se récolter au moment où la végétation est le plus active, un peu avant leur épanouissement.

Fleurs. — Elles se cueillent pour la plupart au moment de leur épanouissement complet (*violettes*, *pensées*). Il en est cependant d'autres (*rose de Provins*) qu'on récolte quand le calice ne fait à peine que s'entr'ouvrir. Les fleurs de lavande, de romarin, de sauge, de thym, etc., doivent être cueillies et séchées avec leur calice, car c'est là que réside leur odeur.

Les fleurs d'absinthe, de petite centaurée, de millefeuille, d'hysope, de fumeterre, etc., étant trop petites pour être conservées séparément, doivent être cueillies avec les sommités de la plante. Comme pour les feuilles et les tiges herbacées, on doit choisir pour les cueillir le moment où la rosée est tombée.

Fruits. — Ils doivent être mûrs quand on veut les employer frais, tandis qu'au contraire il faut les cueillir un peu avant leur maturité, si l'on se propose de les faire sécher.

Semences. — Les semences émulsives, les semences farineuses, etc., doivent être récoltées parfaitement mûres ; celles des ombellifères, au contraire, se récoltent avant leur entière maturité.

---

§ 2. — Dessiccation.

Racines. — Les racines ligneuses ou fibreuses se dessèchent facilement. Il suffit souvent de les exposer à un courant d'air, placées sur des claies ou enfilées dans une corde. Les racines mucilagineuses, au contraire, doivent être séchées à l'étuve ou mieux au four du boulanger.

Les racines de guimauve, de patience, de grande consoude, de raifort, de pied-de-veau, d'iris, de bryone, etc., sont employées souvent à l'état frais, et on les conserve en les couvrant de sable sec.

Bois. — Ils se dessèchent facilement au soleil ou à l'air libre.

Ecorces. — Les écorces séparées de l'aubier et coupées en petits morceaux se font sécher au soleil ou à l'étuve.

Feuilles et tiges herbacées. — Les feuilles et les tiges herbacées peuvent se faire dessécher à l'air libre, mais mieux encore dans un grenier exposé aux rayons du soleil, surtout les plantes aromatiques.

Fleurs. — Pour conserver le plus possible la

couleur et l'odeur des fleurs, il faut les faire sécher promptement au soleil, à l'étuve, ou dans un
grenier suffisamment chauffé par le soleil. On les
place sur des papiers soigneusement rangés sur
des claies. Il faut les remuer souvent, et attendre,
pour les ranger, qu'elles soient sèches au point
d'être réduites en poudre.

Fruits. — Les fruits pulpeux (*figue*, *prune*,
cynorrhodon), se sèchent à l'étuve, à une chaleur
d'abord très-douce, que l'on augmente peu à peu.

Semences. — Les semences se sèchent dans un
lieu exposé à un libre courant d'air.

---

§ 3. — Conservation.

Toutes les plantes, une fois bien desséchées,
doivent être renfermées dans des sacs en papier
ou dans des vases inaccessibles à l'air, à la lumière,
à l'humidité, à la poussière.

Malgré tous ces soins, les plantes, en vieillissant,
s'altèrent et perdent leurs vertus ; aussi, faut-il,
autant que possible, les renouveler tous les ans.

IV

RÉCOLTE ET ACHAT DES PLANTES INDIGÈNES
MOIS PAR MOIS.

Janvier.

Pulmonaire de chêne,
Quelques plantes anti-
  scorbutiques,

Arrivée des raisins secs et
  des figues nouvelles.

Février.

A part la violette cultivée, le mois de février
fournit peu de plantes, du moins dans nos pays.

Mars et Avril.

Bourgeons de peuplier
  (mars seulement),
Fleurs de giroflée jaune
  (mars seulement),
Fleurs de pêcher,
  — de pervenche,
  — de primevère,
  — de tussilage,
  — de violettes,

Fleurs de narcisse des
  près,
Feuilles d'asarum,
  — de narcisse des
  prés,
  — d'ortie blanche,
  — de pied-de-chat.
  — de renoncule
  bulbeuse.

Mai.

Absinthe verte (première
  récolte),
Anémone pulsatile (co-
  quelourde),
Alliaire (herbe à l'ail),
Beccabunga (véronique),

Benoîte (herbe de Saint-
  Benoît),
Bette ou poirée,
Cochléaria (1re récolte),
Cresson,
Eupatoire,

Lierre terrestre,
Pimprenelle,
Pivoine,
Pulmonaire off.,
Fleurs de muguet,
— de pensée,

Grande ciguë,
Raifort (1re récolte),
Roses pâles,
— rouges,
Chatons de noyer.

Juin.

Feuilles et sommités

Ache,
Alleluia (surelle),
Aneth,
Angélique,
Armoise,
Aurone,
Asarum,
Bardane (glouteron),
Belladone (1re récolte),
Bétoine,
Bourrache,
Bugle,
Buglosse,
Caille-lait,
Capillaire de Montpellier,
— polytric,
Cardamine (cresson des prés),
Centaurée (grande),
Chamædrys (petit chêne),
Chamæpitys,
Chardons,
Chicorée (pour conserver),
Digitale,

Erysimum velar (herbe aux chantres),
Euphraise (casse-lunettes)
Fenouil,
Filipendule,
Fumeterre,
Géranium (bec de grue),
Germandrée (petit chêne),
Guimauve,
Joubarbe,
Jusquiame noire,
Laitue vireuse,
Laurier-cerise,
Marrube blanc,
Nummulaire (h. aux écus)
Pariétaire,
Pervenche,
Pissenlit (dent-de-lion),
Plantain,
Ronce douce,
Saponaire,
Scabieuse,
Véronique,
Verveine off.

Fleurs.

Buglosse,
Camomille vulgaire,
Coquelicot (pavot des champs),
Genêt,
Lis blanc,
Matricaire,

Nénuphar (lys des étangs),
Oranger,
Pied-de-chat,
Ptarmique,
Sureau,
Souci,
Tilleul.

Fruits.

Cerises,
Framboises,
Fraises,

Groseilles,
Petites noix.

Juillet.

Feuilles et sommités.

Absinthe (2e coupe),
Aigremoine,
Argentine (herbe aux oies),
Ballotte,
Basilic,
Bon Henri (ansérine),
Calament,
Cataire (herbe aux chats).
Clématite brûlante,
Centaurée (petite),
Chélidoine (grande),
Cuscute,
Eupatoire,

Gratiole (herbe à pauvre homme),
Hysope,
Marjolaine,
Mauve,
Mélisse,
Mélilot,
Menthes,
Millefeuille,
Millepertuis,
Origan,
Orpin (herbe à la coupure),
Passerage,

Pied-de-lion,
Persicaire,
Renoncule âcre,
Romarin,
Rue,
Sabine,
Salicaire,
Sanicle,
Sauge,
Scolopendre (langue de cerf),.

Scordium,
Scrofulaire,
Serpolet
Seneçon,
Sumac,
Tabac,
Tanaisie,
Thym,
Ulmaire (reine des prés),
Vulvaire.

Fleurs.

Bluet (casse-lunettes, barbeau),
Bourrache,
Carthame (safran b),
Chèvrefeuille,
Lavande,
Mauve,
Œillet,

Pivoine,
Ortie blanche (laurier blanc),
Scabieuse,
Souci,
Tilleul,
Verge d'or.

Fruits et semences.

Cassis,
Cerises,
Framboises,
Fraises,
Groseilles,
Merises,
Noix vertes,

Pavot blanc,
— noir,
Persil,
Psyllium,
Thlaspi (bourse à pasteur),
Violette.

Août.

Écorce de sureau.

Feuilles et sommités.

Ansérine (bon-Henri),
Belladone (2ᵉ récolte),
Cresson du para,
Ményanthe,
Morelle,

Noyer,
Rue,
Stramonium (datura),
Turquette).

Fleurs.

Bouillon-blanc,
Grenadier,

Guimauve,
Houblon.

Fruits et semences.

Ammi,
Carvi,
Coriandre,

Jusquiame blanche,
Melon,
Mûres.

Septembre.

Feuilles de mercuriale.

Fruits et semences.

Airelle (raisin des bois),
Alkékenge (coqueret),
Berberis (épine-vinette),
Cynorrhodons,
Nerprun,

Noisettes,
Potiron,
Ricin,
Sureau,
Yèble.

Racines.

Angélique,
Aristoloches,
Arrête-bœuf (bugrane),
Arum (pied-de-veau),
Asarum,
Asperge,

Asclépiade (dompte-ve-
    nin),
Bistorte,
Canne,
Chélidoine (grande),

Chicorée,
Chiendent,
Douce amère,
Ellébore blanc,
— noir,
Fenouil,
Filipendule,
Fougère mâle,
Fragon épineux,
Guimauve,
Iris,
Nénuphar,
Orchis,

Oseille,
Patience,
Persil,
Petit-houx,
Pivoine,
Polypode,
Quintefeuille,
Raifort sauvage,
Réglisse,
Saxifrage,
Tormentille,
Valériane.

Octobre.

Chou rouge,
Genévrier (bois de),

Gui,
Pissenlit.

Écorces et fruits.

Chêne,
Coings,
Faînes (fruits du hêtre),
Garou (Sain-bois),
Genièvre,

Marronnier,
Noix,
Orme,
Pivoine.

Racines.

Aunée,
Bardane,
Bryone,
Chardon-roland,
Chausse-trappe,
Consoude,

Cynoglosse,
Fraisier,
Garance,
Impératoire,
Rhapontic,
Rhubarbe.

Novembre.

Dans la première quinzaine de novembre, on trouve encore des coings et des baies de genièvre ; mais il est bon de ne pas attendre si tard pour les récolter.

A partir de cette époque, on ne trouve plus rien dans la campagne.

Décembre.

Arrivée des oranges et des citrons.

QUATRIÈME PARTIE

DICTIONNAIRE PATHOLOGIQUE, THÉRAPEUTIQUE ET PHARMACEUTIQUE (1)

Abcès. — Amas de pus qui se forme au sein des organes de l'homme, dans un espace accidentel ou circonscrit.

Pour le traitement, V. *Maturatifs*.

(1) Ce *Dictionnaire* comprend, au point de vue thérapeutique et pharmaceutique, en même temps que la définition des divers médicaments, l'énumération complète des végétaux possédant les mêmes propriétés.

Après cette nomenclature, nous avons cru utile au lecteur de lui signaler, dans une liste spéciale, les pages du *Manuel* où il trouvera quelques renseignements plus précis. Pour tous les renvois qui ne sont pas accompagnés d'un chiffre, il faut que le lecteur se rapporte aux articles de ce *Dictionnaire*.

Pour plus de détails concernant l'histoire naturelle et médicale des végétaux, nous conseillerons au lecteur de consulter : Guibourt, *Histoire naturelle des Drogues simples*. 6e édition, revue par M. G. Planchon. Paris, 1869, 4 vol. in-8. — Moquin-Tandon, *Éléments de Botanique médicale*. 2e édition. Paris, 1866. — Cauvet, *Nouveaux éléments d'Histoire naturelle médicale*. Paris, 1869. — Comme livres de médecine indispensables, nous citerons : Corlieu, *Aide-mémoire de médecine, de chirurgie et d'accouchements*. 2e édition. Paris, 1872. — *Dictionnaire de médecine et de chirurgie*. 13e édition, par E. Littré et Ch. Robin. Paris, 1872.

Absorbants externes. — *Absorbant* signifie *qui boit, qui pompe.*

Amadou,
Amidon,
Lycopode,

Son,
Typha-massette.

Accouchements difficiles. — V. *Seigle ergoté*, 34.

Adoucissants. — On donne ce nom aux médicaments mucilagineux qu'on emploie dans les cas d'irritation, soit locale, soit générale.

Les principaux adoucissants sont les liquides émulsifs, le lait, les plantes mucilagineuses.

Amandier (amandes),
Avoine (semences),
Bette ou poirée (feuilles),
Bon-henri (feuilles),
Bouillon-blanc (fleurs, feuilles),
Bourrache (fleurs, feuilles),
Buglosse (fleurs, feuilles),
Carotte (racine),
Carragaheen,
Chanvre (graines),
Chiendent (racine),
Cocotier (fruit),
Coignassier (semences),
Cynoglosse (feuilles),
Dattier (fruit),

Douce-amère (feuilles),
Figuier (fruit),
Froment (farine, son),
Grande consoude (racine),
Guimauve (racine),
Jujubier (fruit),
Laitue cultivée (feuilles),
Lin (semences),
Linaire (feuilles),
Lis (bulbe),
Lycopside (fleurs, feuilles),
Maïs (semences),
Mauve (fleurs, feuilles),
Mélilot (sommités fleuries),
Mercuriale annuelle (feuilles),

Noisetier (amande),
Noyer (huile de noix),
Olivier (huile, feuilles),
Orchis (salep),
Orge (semences),
Pariétaire (feuilles),
Pavot (huile blanche),
Pied-de-chat (capitules),
Pois (semences),
Pomme de terre (feuilles, fécule),

Potiron (semences, pulpe),
Pourpier (sommités),
Pulmonaire (feuilles),
Seigle (semences, farine),
Séneçon (feuilles, tiges),
Tussilage (fleurs),
Vigne (raisins secs),
Violette (fleurs),
Vipérine (fleurs, feuilles).

V. *Avoine*, 32; *orge*, 34; *guimauve*, 115; *lin*, 116; *amandes douces*, 122; *noyer*, 130; *figues*, 132.

V. *Émollients*.

Affection. — Synonyme de *maladie*.

Affections nerveuses. — Celles qui ont leur siége dans le système nerveux. (V. *Hystérie, Névrose, Spasmes*.)

Alcali volatil. — V. *Ammoniaque*.

Aliénation mentale ou *Folie*.

Pour le traitement, V. *Mandragore*, 67; *digitale*, 73.

Alun. — L'alun est un astringent énergique qu'on utilise à l'intérieur dans les écoulements muqueux chroniques, les diarrhées, les hémorrhagies passives, etc.

Dose : 1 à 6 grammes dans 150 grammes d'eau.

On s'en sert, en gargarisme (8 à 16 grammes dans 200 grammes d'eau), dans les maux de gorge intenses, en injections (une cuillerée à bouche

pour un verre d'eau froide), dans les vaginites su-
baiguës ou chroniques.

Amadou. — (V. *Bolet*, page 24.) On se sert de
l'amadou pour arrêter les écoulements de sang
légers.

Aménorrhée. — Absence du flux menstruel,
hors l'état de grossesse.

Pour le traitement, V. *Emménagogues*.

Amers. — V. *Toniques*.

Ammoniaque liquide ou *Alcali volatil*. — L'ammoniaque liquide est administré à l'intérieur
comme stimulant diffusible (5 à 6 gouttes, dans
une potion, dans un verre d'eau). On l'emploie
contre l'ivresse, le delirium tremens, etc.

A l'extérieur, il sert à cautériser les plaies venimeuses.

Analeptique. — On appelle *analeptique* tout
ce qui tend à rétablir les forces des convalescents.
Les toniques fournissent des médicaments ana-
leptiques. V. *Toniques*.

Anaphrodisiaques. — V. *Antiaphrodisiaques*.

Anasarque. — Hydropisie générale du tissu
cellulaire.

Anévrysme. — V. *Palpitations*.

Angine. — Affection inflammatoire de l'arrière-
bouche avec difficulté d'avaler et de respirer.

Pour le traitement, V. *Ronce*, 123; *aigremoine*,
122; *troène*, 60.

V. *Émollients, Astringents*.

Anthelminthique. — Synonyme de *Vermifuge*.

Antiaphrodisiaques. — On donne ce nom aux substances qui passent pour amortir les désirs vénériens :

Belladone ?
Camphre ?
Cucurbitacées,
Digitale ?

Grande ciguë,
Lupulin,
Mucilagineux,
Nénuphar ? ?

Antilaiteux. — Médicaments qui ont la propriété de diminuer la sécrétion du lait.

Canne,
Cerfeuil,

Menthe,
Pervenche.

Antiscorbutique. — Qui sert contre le *scorbut*. (V. *ce mot.*)

Beccabunga,
Berle,
Capucine,
Cardamine,
Cochléaria,
Cresson,
Crucifères.

Fraxinelle,
Moutarde,
Passerage,
Pastel,
Patience,
Raifort.

Antiscrofuleux. — Qui sert contre les *scrofules.*

Amers,
Antiscorbutiques,
Frêne,
Gentiane,
Grande chélidoine,

Houblon,
Noyer,
Saponaire,
Scrofulaire,
Tussilage.

Antispasmodique. — Qui sert contre les spasmes. (V. *ce mot.*)

Ambroisie (feuilles),

Armoise (racines et feuilles),

Aspérule (fleurs et feuilles),

Caille-lait blanc (sommités fleuries),

Caille-lait jaune (sommités fleuries),

Camphre,

Chèvrefeuille (fleurs),

Citronnier (fleurs et feuilles),

Gui (écorce),

Lavande stœchas (sommités fleuries),

Matricaire (sommités fleuries),

Mélisse (feuilles),

Millefeuille (fleurs),

Morelle noire (feuilles),

Muguet (fleurs),

Oranger (fleurs, feuilles),

Pivoine (racines et fleurs),

Primevère (fleurs, feuilles),

Romarin (sommités fleuries),

Sauge (sommités fleuries),

Saule (fleurs),

Souci des jardins (fleurs, feuilles),

Tilleul (fleurs),

Valériane (racine),

Vulvaire (sommités).

Antiventeux. — V. *Carminatif.*

Apéritifs. — Médicaments propres à rétablir la liberté des voies digestives, biliaires et urinaires.

V. *Polypode*, 30; *chiendent*, 34; *asperge*, 43; *petit houx*, 44 ; *asclépiade*, 80 ; *chicorée*, 84 ; *ache*, 99 ; *fraisier*, 123; *houx*, 131; *houblon*, 132.

V. *Diurétiques.*

Aphthes. — Petites ulcérations blanchâtres qui se développent dans l'intérieur de la bouche.

Pour le traitement : boissons adoucissantes,

gargarismes avec guimauve, laitue, etc., dès le début; puis astringents.

Aphrodisiaques. — Médicaments qui portent aux plaisirs de l'amour.

Ail (bulbe),	Gratiole (en lavement),
Céleri,	Oronge,
Chanvre,	Safran.

Apoplexie. — Maladie grave qui frappe subitement, et qui est caractérisée par un épanchement de sang ou de sérosité dans les membranes cérébrales, avec perte du mouvement et du sentiment. V. *Mélisse*, 79.

Appétit (manque d').
Pour le traitement, V. *Impératoire*, 103.

Aromatique. — Les plantes aromatiques sont excitantes et antispasmodiques. (V. *ces mots*.)

Arthrite. — Inflammation simple des tissus fibreux et séreux articulaires, causée souvent par un coup, une chute, une plaie, une distension, etc.

Traitement local: sangsues, topiques émollients et résolutifs.

Asphyxie. — Suspension des phénomènes de la respiration, et, par suite, celle de toutes les autres fonctions.

On distingue plusieurs variétés d'asphyxie:

1° *Asphyxie par submersion* ou *asphyxie des noyés.* — Il faut placer le malade dans un lit chaud, couché sur le côté droit; débarrasser la bouche et le nez des mucosités qu'ils peuvent renfermer;

faire respirer avec précaution de l'ammoniaque au malade, lui chatouiller les narines, frictions sèches, fers chauds, lavements salés ou vinaigrés. Quand la respiration est rétablie, vins généreux, potions éthérées ou alcoolisées.

2° *Asphyxie par strangulation* ou *asphyxie des pendus*. — Même traitement que pour les noyés, saignée du pied, frictions.

3° *Asphyxie par des gaz non respirables (gaz hydrogène carboné (gaz de l'éclairage), acide carbonique, oxyde de carbone, vapeur de charbon, etc.).* — Exposer le malade au grand air, la tête élevée; le débarrasser de ses vêtements, lui faire sur le corps des frictions sèches et aromatiques; jeter de l'eau froide avec force sur le malade, lui frictionner fortement les pieds et les mains.

Persister longtemps dans le traitement.

4° *Asphyxie par des gaz délétères (acide sulfhydrique, gaz méphitiques des fosses d'aisances, gaz des égouts).* — Même traitement que pour l'asphyxie par les gaz non respirables.

De plus, si le malade a avalé des liquides des fosses ou des égouts, vomitifs, saignée copieuse au bras si les battements du cœur sont désordonnés, et enfin, lit chaud, antispasmodiques, frictions sur le dos, sinapismes aux pieds, s'il y a des convulsions.

Asthme. — Difficulté de respirer revenant par accès irréguliers. Une pneumonie imparfaitement guérie peut en être la cause.

Au moment des quintes, favoriser le libre accès de l'air. Dérivatifs à l'extérieur. Antispasmodiques (V. *ce mot*) et narcotiques à l'intérieur. (V. *Menthe*, 80 ; *chèvrefeuille*, 98.)

Astringents. — On donne le nom d'astringents aux médicaments qui resserrent les parties avec lesquelles on les met en contact.

V. *Bistorte*, 55 ; *pervenche*, 60 ; *ortie blanche*, 82 ; *absinthe*, 86 ; *aspérule*, 93 ; *quinquina*, 95 ; *impératoire*, 103 ; *myrte*, 120 ; *aigremoine*, 122 ; *argentine*, 122 ; *benoîte*, 122 ; *coing*, 123 ; *roses de Provins*, 123 ; *tormentille*, 124 ; *campêche*, 120 ; *noyer*, 130 ; *sumac*, 130 ; *mûrier noir*, 133 ; *chêne*, 138 ;

Atonie. — Synonyme de *faiblesse*, de *débilité*.

Atonie de l'estomac et des voies digestives.

V. *Muscade*, 54 ; *absinthe*, 86 ; *angélique*, 100 ; *impératoire*, 103 ; *noyer*, 130 ; *tapioca*, 135.

V. *Toniques* et *stomachiques*.

Azotate de potasse ou *Sel de nitre*. — Le sel de nitre est un excellent diurétique à petite dose (de 50 centigrammes à 2 grammes, dans une tisane).

Bain alcalin.

Carbonate de soude du commerce de 250 à 500 grammes pour un bain.

Bain de Baréges artificiel.

Hydrosulfate de soude cristallisé..   60 gr.
Chlorure de sodium..............   60
Carbonate de soude cristallisé.....   30
Eau pure......................   320

Faites dissoudre. *Pour un bain.* (Codex.)

Bain gélatineux.

Gélatine......................   500 gr.
Eau pure......................   5 kil.

Faites dissoudre en remuant, et ajoutez à l'eau du bain.

Bain salé.

Pour un bain :

Sel commun....................   1,000 gr.

Bain de son.

Pour un bain :

Son ....   2 kil.

Mettez le son dans un petit sac, et plongez-le dans le bain.

Bain sulfureux.

Sulfure de potasse pour un bain..   125 gr.
Eau..........................   500

Dissolvez et filtrez; versez dans une baignoire en bois ou en zinc.

Béchiques. — Médicaments que l'on emploie contre la toux, tels que le *bouillon-blanc*, le *capil-*

laire, la *guimauve*, le *coquelicot*, la *mauve*, l'*hysope*, le *lierre terrestre*, le *marrube*, la *pulmonaire*, la *violette*, les quatre fruits, c'est-à-dire les *dattes*, les *jujubes*, les *figues grasses* et les *raisins secs*.

Beurre de cacao. — Sert à faire des suppositoires. (V. *ce mot.*)

Bismuth (sous-azotate de). — Le bismuth est antispasmodique. Il est surtout employé dans la gastralgie et la diarrhée.

Dose : de 2 à 5 grammes et plus, en poudre mêlée à du sucre.

Blennorrhagie ou *Uréthrite.* — Inflammation du canal urinaire avec écoulement mucoso-purulent.

Pour le traitement, V. *Copahu*, 127 ; *cubèbe*, 134 ; *bistorte*, 56.

V. *Opiat; injections*.

Blennorrhée. — La blennorrhagie prend le nom de blennorrhée, quand l'écoulement existe sans symptômes inflammatoires, ou qu'il persiste après la cessation de ces symptômes. (V. *Blennorrhagie.*)

Bouillon aux herbes. — Boisson laxative que l'on prépare en faisant bouillir dans de l'eau, à un feu doux, de l'oseille, de la poirée et du cerfeuil, auxquels on ajoute un peu de sel et de beurre.

Bronchite. — Inflammation de la membrane muqueuse des bronches.

V. *Hysope*, 79 ; *lierre terrestre*, 78 ; *marrube*, 79 ; *chèvrefeuille*, 108 ; *choux rouge*, 109 ; *velar*, 109 ; *roses de Provins*, 123 ; *peuplier*, 139.

Bronchite épidémique. — V. *Grippe*.

Brûlure. — Lésion plus ou moins grave produite sur une partie vivante par l'action plus ou moins prolongée du feu ou d'un corps fortement chauffé.

Pour le traitement, V. *Massette*, 31 ; *cotonnier*, 115.

Calmant. — Qui calme, qui adoucit. V. *Antispasmodique, narcotique*.

Camphre. Pour son usage, V. *Laurier-Camphrier*, 54.

Cantharides. — (V. *Frêne-commun*, 59.) La cantharide en poudre entre dans la plupart des préparations vésicantes extemporanées et officinales.

Carbonate de soude (Bi), *sel de Vals, sel de Vichy*. — Le bicarbonate de soude est diurétique et digestif. On l'emploie contre l'hydropisie, la goutte, la gravelle, etc.

Dose : 50 centigrammes à 10 grammes.

Carminatif ou **Antiventeux.** — Médicament qui a la propriété d'expulser les vents contenus dans le conduit intestinal. (V. *Ombellifères*, 98, et *labiées*, 76.)

Ammi,	Carvi,
Aneth,	Coriandre,
Anis vert,	Cumin,
Badiane (anis étoilé),	Fenouil.

Caoutchouc. — (V. *Hévée*, 135.) Les propriétés du caoutchouc l'ont fait employer utilement dans la fabrication de divers instruments de chirurgie, comme sondes, canules, biberons, etc.

Cataplasmes. — Médicaments externes composés ordinairement de farines ou d'herbes cuites. Ils sont employés, tantôt pour amollir, tantôt pour résoudre, tantôt pour *apaiser* les douleurs, tantôt pour exciter la suppuration. (V. *Seigle*, 34; *bette*, 58 ; *morelle noir* , 70 ; *guimauve*, 115; *lin*, 116.)

Cathartiques. — V. *Purgatif.*

Catarrhe pulmonaire. — V. *Bronchite.*

Cautères. — Pour le pansement, V. *Iris*, 46; *lierre*, 98.

Cérat cosmétique ou **Cold-Cream.**

Huile d'amandes douces..........	150 gr.
Blanc de baleine..............	35
Cire blanche............	15
Eau de rose...............	30
Eau de Cologne..............	8
Teinture de benjoin...........	1

Cérat de Galien. (Codex.)

Huile d'amandes douces..........	400 gr.
Cire blanche...............	100
Eau distillée de rose...........	300

Cérat de Goulard. — V. *Cérat saturné.*

Cérat laudanisé.

Cérat de Galien...............	90 gr.
Laudanum de Sydenham..........	10

Cérat saturné ou **Cérat de Goulard**. (Codex.)

Cérat de Galien.................... 90 gr.
Sous-acétate de plomb............. 10

Ne préparez qu'au moment du besoin.

Cérat soufré. (Codex.)

Soufre sublimé et lavé........... 20 gr.
Cérat de Galien................. 100
Huile d'amandes douces.......... 10

Charbon végétal. — Bon désinfectant dans les cas de gangrène humide. Dentifrice.

Charbon de saule lavé. (E. Delpech, Récamier.) — On l'emploie dans les dyspepsies nerveuses.

Dose : 1 à 3 cuillerées à soupe après chaque repas. -

Chaudepisse. — V. *Blennorrhagie.*

Chlorose ou *Pâles couleurs.* — Maladie qui affecte spécialement les jeunes filles non réglées.

Pour le traitement : frictions sèches et aromatiques, toniques, amers, ferrugineux, emménagogues.

Chlorure de soude ou *Liqueur de Labarraque.* — Employé à l'intérieur contre la fièvre typhoïde, 20 à 30 gouttes dans un litre de tisane. (Chomel.) On s'en sert à l'extérieur, en lotions, compresses, injections, gargarismes ; contre les plaies de mauvaise nature, la salivation mercurielle, étendue de 5 ou 8 fois son poids d'eau.

C'est un bon désinfectant.

Choléra. — Les symptômes les plus apparents du choléra consistent en des vomissements nombreux et des selles répétées de matière bilieuse.

Le choléra est une maladie très-grave qui exige toujours la présence du médecin. Néanmoins, au début : arrêter la diarrhée, repos au lit, cataplasmes chauds sur le ventre, eau de riz gommée, édulcorée avec du sirop de coings; camomille, menthe, tilleul, thé léger, etc., etc. Diète. Quelquefois utilité de l'ipécacuanha et de l'eau de Sedlitz.

Chorée ou *Danse de Saint-Guy.* — Mouvements continuels, irréguliers et involontaires d'une ou de plusieurs parties du corps. Cette maladie atteint sur tout les jeunes filles et coïncide souvent chez elles avec une menstruation difficile.

Pour le traitement, V. *Antispasmodique*, et surtout *Valériane*, 97.

Chutes.

Pour le traitement, V. *Arnica*, 87; *vulnéraire anthyllide*, 129.

Chute du vagin.

Pour le traitement, V. *Chêne*, 138.

Clou. — V. *Furoncle.*

Cold-Cream. — V. *Cérat-cosmétique.*

Coliques intestinales :

1° — *Par inflammation.* -- V. *Entérite.*

2° — *Nerveuses.* Pour le traitement, onctions avec huile camphrée, baume tranquille, etc.

Cataplasmes très-chauds laudanisés. Antispasmodiques. (V. *ce mot.*)

3° — *Venteuses.* Pour le traitement, carminatifs
(V. *ce mot*), en boissons et en lavements.

Coliques de plomb.

Pour le traitement, évacuants, bains sulfureux.

Coliques d'estomac. — V. *Gastralgie.*

Collodion. — Agent adhésif dont on se sert
pour la réunion des plaies et pour soustraire certaines parties au contact de l'air.

Collyres. — Médicaments agissant directement
sur les yeux et sur les paupières. (V. *Bluet*, 90;
coignassier, 123; *roses de Provius*, 123; *mélilot*, 128.)

Constipation. — Difficulté d'aller à la selle.

Pour le traitement, boissons rafraîchissantes,
régime végétal, bains, exercice.

Si la constipation persiste : lavements purgatifs,
purgations énergiques, suppositoires.

Contusions.

Pour le traitement, V. *Pavot cornu*, 103; *vulnéraire anthyllide*, 129.

Convalescence. — État d'un individu qui relève
de maladie.

Pour le traitement, V. *Maïs*, 24; *salep*, 50.

Convulsions. — Contraction involontaire et
instantanée des muscles, crispation des lèvres,
altération des traits.

Causes variables.

Pour le traitement, V. *Éther.*

Copahu. — Antiblennorrhagique.

Dose : 10 à 20 grammes par jour. V. *Opiat.*

Coqueluche. — Toux convulsive qui revient à des intervalles plus ou moins éloignés ; elle attaque surtout les enfants, jusqu'à la dentition.

Pour le traitement, V. *Lychen pyxidé,* 26 ; *digitale,* 23 ; *coquelicot,* 106.

Coryza ou *Rhume de cerveau.* — Inflammation catarrhale de la membrane muqueuse des fosses nasales.

Pour le traitement, se préserver du froid. Pédiluves très-chauds.

Couperose blanche. — V. *Sulfate de zinc.*

Cubèbe. — Antiblennorrhagique. V. *Opiat.*

Danse de Saint-Guy. — V. *Chorée.*

Dartres. — Mot vague ne s'appliquant à aucune affection déterminée. (V. *Maladies de la peau.*)

Décoction. — Opération qui consiste à faire bouillir des substances médicamenteuses dans l'eau.

Décoction blanche de Sydenham.

Quantités pour un litre de décoction blanche :

Corne de cerf calcinée et porphyrisée.	60 gr.
Mie de pain.....................	180
Gomme arabique concassée........	60
Sucre blanc....................	18
Eau de fleur d'orange............	120
Eau commune, quantité suffisante.	

Triturez dans un mortier de marbre la corne de cerf, ajoutez la mie de pain, puis la gomme; versez sur le mélange un peu plus d'un litre d'eau, et faites bouillir pendant une demi-heure dans un vase clos; passez en exprimant légèrement; faites dissoudre le sucre, et aromatisez avec l'eau de fleur d'oranger.

On donne la décoction blanche à l'intérieur dans la diarrhée. (V. *Entérite.*)

Dentifrices. — Les poudres dentifrices du commerce sont, en général, composées de substances qui altèrent l'émail des dents. Le charbon ou le quinquina réduits en poudre impalpable sont les seuls dentifrices que l'on puisse employer avec avantage. (V. *Eau de Botot.*)

Dépuratifs. — Médicaments qui ont la propriété d'enlever à la masse du sang et des humeurs les principes qui en altèrent la pureté.

V. *Patience*, 57; *chicorée*, 84; *scabieuse*, 97; *douce-amère* 69; *fumeterre* 107; *pensée sauvage*, 117; *pissenlit*, 85; *raifort*, 110; *houblon*, 132;

V. *Amers, diurétiques, sudorifiques.*

Dérivatifs. — Vésicatoires, sinapismes, saignées.

Détersifs. — Topiques propres à nettoyer les plaies et les ulcères.

Dévoiement. — V. *Diarrhée.*

Diaphorétiques. — Synonyme de *sudorifiques.* (V. *ce mot.*)

Diarrhée ou *Dévoiement.* — Accroissement

anormal des déjections alvines, avec ou sans coliques.

1° — *Avec irritation.* — V. *Entérite.*

2° — *Sans irritation.*

Pour le traitement, V. *Diascordium, muscade,* 54 ; *bistorte,* 55 ; *aunée dysentérique,* 88 ; *coing,* 123 ; *églantier,* 123 ; *chêne,* 138.

3° — *Par atonie.*

Pour le traitement, tisanes amères. V. *Atonie.*

Diascordium. — S'emploie dans les diarrhées abondantes.

Dose : à l'intérieur, de 1 à 4 grammes; en lavement, de 2 à 10 grammes.

Digestion difficile. — V. *Dyspepsie.*

Diurétiques. — Médicaments qui ont la propriété d'augmenter la sécrétion de l'urine :

Ache (racine),	Cerfeuil (herbe),
Ail (bulbe),	Cerisier (queues),
Alkékenge (baies),	Ceterach,
Alliaire,	Chardon-roland (racine),
Arrête-bœuf (racine),	Chausse-trappe (racine,
Artichaut,	semences),
Asperge (racine, turions),	Chélidoine (dose altéran-
Avoine (semences),	te),
Bardane (semences),	Chiendent (racine),
Bouleau (séve),	Colchique (bulbe, semen-
Bruyère,	ces),
Bryone (très-petite dose),	Digitale (feuilles, semen-
Busserolle (feuilles),	ces),
Carotte (semence),	Épine-vinette (racine),

Fenouil (racine),

Fève (cendre des gousses et des tiges),

Frêne (écorce de la racine),

Fraisier (racine),

Fritillaire,

Genêt (pousses fleuries),

Genévrier (baies),

Géranion (bec-de-grue),

Grateron (herbe),

Herniaire,

Houx petit (racine),

Hyèble (baies),

Millepertuis (sommités),

Moutarde (semences),

Pariétaire (herbe),

Persil (racine),

Pimprenelle (sommités),

Pin et sapin (bourgeons),

Pissenlit (racine),

Plantain d'eau (racine),

Prêle (tige, feuilles),

Raifort (racine),

Reine des prés (sommités),

Roquette sauvage,

Saponaire (feuilles et racines),

Saxifrage (racine),

Scille (bulbe),

Sureau (écorce, baies),

Verge d'or (sommités fleuries).

V. *Chiendent*, 34; *oignon*, 42; *petit houx*, 44; *asclépiade*, 60; *bourrache*, 62; *digitale*, 73; *busserole*, 83; *pissenlit*, 85; *absinthe*, 86; *sureau*, 98; *cerisier*, 122; *fraisier*, 123; *bugrane*, 125; *genet*, 128; *pariétaire*, 134; *genévrier*, 139; *houx*, 131; *houblon*, 132.

Douleurs de tête. — V. *Migraine*.

Drastiques. — Purgatifs énergiques, tels que : jalap, 65; bryone, 137; nerprun, 131; coloquinte, 137; gratiole, 74; ellébore, scammonée, gommegutte, euphorbe, etc. V. *Purgatif*.

Dyspepsie. — Difficulté de digérer. Habitude de mauvaises digestions.

Pour le traitement, V. *Maïs*, 34; *sagoutier*, 38;

muscadier, 54 ; *romarin*, 82 ; *graine de moutarde*, 109 ; *charbon végétal, tisanes amères; vin de quinquina.*

Dyssenterie. — Inflammation intestinale dont les symptômes principaux consistent dans de fréquentes évacuations de matières muqueuses ou puriformes, souvent mêlées de sang, avec de violentes coliques.

La dyssenterie est souvent épidémique.

Pour le traitement, utilité de l'ipéca. (V. *Ipéca*, 96 ; *opium*, 108 ; *bistorte*, 55 ; *troène*, 60 ; *aunée dysentérique*, 88.)

Eau blanche.

Extrait de saturne...............	16 gr.
Eau de fontaine.................	960
Alcool à 80° centésim............	64

Eau de Botot ou *Eau pour la bouche*. — On fait macérer pendant quinze jours dans un litre d'alcoolat de pyrèthre :

Cannelle fine, vanille, coriandre et girofle : ãã 4 grammes; macis, cochenille, safran et chlorhydrate d'ammoniaque, ãã 90 centigrammes ; et l'on ajoute : eau de fleur d'oranger, 16 grammes; huile volatile d'anis et de citron, ãã 90 centigrammes ; huiles volatiles de lavande et de thym et alcoolé d'ambre gris, ãã 40 centigrammes. On mêle et l'on filtre.

Eau créosotée.

Créosote......................	1 gr.
Eau..........................	1000

Pour toucher les ulcères de la bouche.

Eau-de-vie allemande ou *Teinture de Jalap composée.* — C'est un purgatif drastique, un peu amer.

Dose : de 5 à 15, 20 et 30 grammes. Pure ou dans un demi-verre d'eau sucrée.

Eau ferrée. — On prépare cette eau en plongeant à plusieurs reprises, dans un vase rempli d'eau, un morceau de fer rougi au feu ; elle devient noirâtre et renferme en suspension de l'oxyde noir et du carbonate de fer. Cette eau est tonique.

Eau de goudron. — Macération du goudron dans l'eau.

Proportions : 1 de goudron pour 10 d'eau.

Eau sédative. — (Raspail.)

Ammoniaque liquide..............	100 part.
Alcool camphré.................	10
Sel marin......................	60
Eau commune...................	1 litre.

Faites dissoudre le sel dans l'eau, et mêlez le tout à froid.

Écrouelles. — V. *Scrofules.*

Edulcorer. — Ajouter une certaine quantité de sucre, de miel ou de sirop à une tisane, une potion, etc.

Émétiques. — Substances propres à déterminer le vomissement.

Emménagogues. — Moyens ou substances qui provoquent les règles.

Absinthe (sommités),
Aristoloches,
Armoise (sommités),
Busserole (obstétrical, ac-
  couchement),
Cataire (sommités fleu-
  ries),
Digitale,
Ergot de seigle (accou-
  chement),
Matricaire   (sommités,
  feuilles),
Nielle des blés (semences),
Polytric,
Rue (abortif),
Sabine (abortif),
Safran.

V. *Perce-mousse*, 27 ; *aloès*, 42 ; *safran*, 46 ; *aristo-loche*, 52 ; *ambroisie*, 57 ; *absinthe*, 80 ; *armoise*, 87 ; *angélique*, 100 ; *rue*, 118 ; *sabine*, 140.

Emollients. — Médicaments propres à relâcher, à détendre et à ramollir les parties enflammées. Ils sont employés à l'intérieur et à l'extérieur. V. *Carragaheen*, 23 ; *bouillon-blanc*, 74 ; *sureau*, 98 ; *mauve et guimauve*, 115 ; *pariétaire*, 134 ; *farines émollientes*, *lin*, *seigle*, *orge*.

Voy. *Adoucissants*.

Empoisonnements. — Toutes les fois qu'une personne bien portante sera prise tout à coup de coliques, d'envies de vomir ou de vomissements, etc., à la suite d'ingestion de boissons ou d'ali-ments, on devra soupçonner un empoisonnement.

Il ne faut pas oublier cependant qu'un grand nombre de maladies peuvent simuler les empoi-sonnements ; les renseignements dans ce cas pour-ront faire reconnaître la véritable nature de la maladie.

En présence d'un empoisonnement, il y a deux choses à faire :

1° Empêcher l'action locale, en expulsant ou en neutralisant le poison ;

2° S'opposer aux effets consécutifs du poison.

L'*expulsion* du poison se fait à l'aide des vomitifs et des purgatifs : si les vomissements ont lieu naturellement, on les facilite au moyen de boissons tièdes administrées en abondance ; s'il n'y a que des envies de vomir, on administre un vomitif ; et si l'empoisonnement remonte à quelques heures, on administre un lavement purgatif ou un éméto-cathartique.

On neutralise le poison par l'administration d'un antidote approprié, c'est-à-dire qui agisse rapidement sur le poison en le transformant en une combinaison *inerte* ou *peu active*, et puisse être administré à forte dose sans inconvénient.

Quant au traitement des accidents produits par suite de l'absorption, nous n'en dirons rien, parce que ce traitement varie selon les circonstances.

On divise généralement les poisons en quatre classes principales, qui sont :

1re classe : *poisons irritants ;*

2e classe : *poisons narcotiques ;*

3e classe : *poisons narcotico-âcres ;*

4e classe : *poisons septiques* ou *putréfiants* .

1re Classe.

IRRITANTS.

Parmi les *irritants*, on distingue les poisons *minéraux*, les poisons *végétaux* et les poisons *animaux*.

Irritants minéraux.

Phosphore, allumettes chimiques. — Émétique, 0,10 à 0,20. Eau de blancs d'œufs avec magnésie en suspension, — antiphlogistiques, lait, etc. — *Pas d'huile.*

Iode, iodures iodurés, teintures d'iode. — Eau albumineuse amidonnée en abondance; antiphlogistiques.

Brome et bromures alcalins. — Comme pour l'iode.

Chlore. — S'il a été respiré, fumigations, lotions, gargarismes émollients, saignée, sangsues. — S'il a été avalé, eau albumineuse tiède, lait en abondance.

Acides et sels acides (*acides sulfurique, azotique, chlorhydrique, phosphorique, oxalique, citrique, tartrique, acétique, vinaigre, bleu de composition*, etc.; *alun, sulfate d'alumine, bisulfate de potasse et de soude, sel d'oseille*, etc.) — Eau albumineuse tiède en abondance ou magnésie délayée dans l'eau. A défaut de ces moyens: eau de savon (savon blanc, 15 grammes; eau tiède, 2 kilogrammes), solutions très-étendues de carbonáte de potasse ou de soude; plus tard, boissons émollientes, lait, cataplasmes sur les parties douloureuses.

Pas d'eau de chaux.

Arsenic. — Émétique, 0,10 à 0,20. Eau à la magnésie; boissons émollientes en grande quantité.

Alcali, ammoniaque. — Eau vinaigrée (vinaigre, 3 cuillerées à bouche pour 1 litre d'eau). Limonade citrique ou tartrique. — Eau albumineuse tiède, lait, etc.

Eau de javelle. — Vomitif, eau de blancs d'œufs.

Foie de soufre. — Eau albumineuse en abondance, vomitifs, boissons émollientes.

Émétique. — Eau albumineuse en quantité considérable pour faciliter le vomissement; décoctions de quinquina, de noix de galle, d'écorce de chêne, etc.

Plus tard, diurétiques et antiphlogistiques.

Sublimé corrosif (*bichlorure de mercure*). — Vomitifs; eau albumineuse; lait.

Vert-de-gris. — Vomitifs; eau albumineuse; lait.

Nitrate d'argent, pierre infernale. — Vomitifs, eau salée (sel, 10 grammes; eau, 1 litre), boissons émollientes.

Irritants végétaux.

Aloès, anémone pulsatille, bryone, clématite brû-

lante, coloquinte, concombre sauvage, garou, gomme-
gutte, gratiole, huile de croton, joubarbe, narcisse des
prés, renoncules, résine d'euphorbe, résine de jalap,
rue, staphisaigre, toxicodendron. — Pas de contre-
poison spécial; provoquer les vomissements par la
titillation de la luette ; et faire boire beaucoup
d'eau tiède et d'eau albumineuse.

Irritants animaux.

Cantharides. — Provoquer les vomissements
par la titillation de la luette, boissons mucilagineuses abondantes; antiphlogistiques.

Moules et autres mollusques. — Vomitif,
si l'ingestion remonte à quelques heures : purgatif ou éméto-cathartique; quelques gouttes d'é-
ther sur un morceau de sucre; eau vinaigrée.

2ᵉ Classe.

NARCOTIQUES.

Opium et ses composés. — Emploi rapide
de l'émétique à forte dose, 0,10 à 0,30 dissous
dans une petite quantité d'eau. Après le vomissement, on combat le poison en administrant la décoction de noix de galle (1 gramme pour 1 verre),
l'infusion ou la décoction de café en abondance.
Après l'expulsion complète du poison, eau acidu-
lée avec jus de citron ou vinaigre.

Tenir le malade éveillé, autant que possible.

Jusquiame, laitue vireuse, morelle, if, safran, etc. — Comme pour l'opium.

Acide cyanhydrique, *hydrocyanique* ou *prussique* — Affusions froides sur la colonne vertébrale, principalement sur la nuque ; inhalation d'eau de javelle ou d'ammoniaque ; potion avec 20 à 40 gouttes de liqueur de Labarraque ; infusion de café.

Laurier-cerise, amandes amères. — Comme pour l'acide cyanhydrique.

3e Classe.

NARCOTICO-ACRES.

Solanées vireuses (*aconit, belladone, ciguë, colchique, datura, digitale, ellébore, laurier-rose, mouron des champs, scille, tabac,* etc.). — Si les vomissements ont lieu, il faut les favoriser par l'administration d'une grande quantité de décoction de noix de galle ou de café ; s'ils n'ont pas lieu, il faut faire vomir le malade avec l'émétique, l'ipécacuanha et le chatouillement de la luette. Si le poison a pénétré dans l'intestin, éméto-cathartique ou lavements purgatifs, boissons acidulées.

Noix vomique, fève de saint Ignace, fausse angusture, strychnine, brucine, igazurine, coque du Levant, camphre. — Provoquer et favoriser les vomissements ; insuffler de l'air dans les poumons ; décoction de quinquina, éther.

Champignons vénéneux. — Administrer un prompt et puissant vomitif, puis un éméto-cathartique; plus tard, infusion de café, quelques gouttes d'éther sur du sucre; frictions aromatiques; éviter l'eau vinaigrée et les boissons avant l'expulsion.

4° Classe.

POISONS SEPTIQUES OU PUTRÉFIANTS.

Poisons qui proviennent des matières putréfiées, des piqûres d'animaux venimeux, tels que vipères, chiens enragés, etc.

V. *Asphyxie*.

Enrouement. — État de la voix quand elle est sourde et voilée.

Pour le traitement, V. *Choux*, 109; *velar*, 109.

Entérite. — Inflammation des intestins.

Pour le traitement, boissons adoucissantes, lavements émollients. S'il y a des coliques vives, lavements laudanisés. A l'intérieur, *décoction blanche*.

Épilepsie, *Haut-mal* ou *mal caduc*. — Maladie chronique et périodique, qui consiste dans la perte subite de connaissance et de sentiment, avec des mouvements convulsifs. (V. *Convulsions*.)

Pour le traitement, antispasmodiques, surtout valériane.

Narcotiques, surtout belladone.

Éruptions. — Apparition à la peau de taches, de pustules, de boutons.

Pour le traitement, V. *Dépuratifs*.

Érysipèle. — Maladie ainsi appelée parce qu'elle s'étend souvent de proche en proche sur les parties voisines.

C'est une inflammation superficielle de la peau accompagnée de fièvre. La partie affectée est tendue et tuméfiée ; il y a de la chaleur et une sensation de brûlure.

Pour le traitement : poudre d'amidon ; boissons adoucissantes, purgatifs doux ; cataplasmes, guimauve, sureau.

Éther ou *Éther sulfurique*. — L'éther est employé comme antispasmodique, carminatif.

Dose : 10 à 40 gouttes.

Potion calmante du Codex :

Sirop de fleurs d'oranger............	30 gr.
Eau de tilleul...................	90
Eau de fleurs d'oranger...........	30
Éther sulfurique.................	2

Une cuillerée toutes les demi-heures.

Étourdissement. — État de trouble dans lequel les objets semblent tourner autour de nous.

1° — *Sanguin.*

Pour le traitement, dérivatifs, purgatifs.

2° — *Nerveux.*

Pour le traitement, V. *Mélisse*, 79.

Évanouissement. — Défaillance.

Pour le traitement, V. *Mélisse*, 79.

Excitants et **Stimulants.** — Médicaments

propres à accélérer l'action et le mouvement des organes affaiblis.

Absinthe (sommités fleu-
ries),

Ache (feuilles, semences),

Acorus calamus,

Agripaume (sommités),

Ail (bulbe),

Alliaire,

Ambroisie (sommités),

Aneth (semences),

Angélique (racine, tige, semences),

Anis (semences),

Aristoloche (racines),

Armoise (sommités fleu-
ries),

Arnica (toute la plante),

Aurone (feuilles, semen-
ces),

Balsamite (fleurs, feuilles, semences),

Beccabunga,

Berce (entière),

Berle (feuilles),

Bétoine (racine, sommi-
tés),

Calament (sommités),

Camomille romaine (capi-
tules),

Camphrée (sommités),

Capucine (feuilles),

Cardamine,

Carvi (semences),

Cataire (sommités fleu-
ries),

Citronnier (écorce du fruit),

Cochléaria (feuilles),

Coriandre (semences),

Cresson (feuilles et tiges),

Cumin (semences),

Cymbalaire,

Fenouil (semences),

Fraxinelle (écorce de la racine),

Genévrier (baies, bois),

Germandrées (sommités fleuries),

Hysope (sommités fleu-
ries),

Impératoire (racine, se-
mences),

Laurier noble (feuilles, baies),

Lavande (sommités fleu-
ries),

Lierre terrestre (sommi-
tés),

Marjolaine (sommités),

Marrube blanc (sommités),

— noir (sommités),

Matricaire (sommités fleuries),

Mélisse (sommités fleu-
ries),

Menthe (sommités fleu-
ries),

Millefeuille (sommités
fleuries),

Moutarde (graine),

Oignon (bulbe),

Oranger (écorce du fruit),

Origan (sommités fleu-
ries),

Passerage,

Pastel (feuilles),

Perce-pierre,

Persil (entier),

Peuplier (bourgeons),

Pin et sapin (bourgeons),

Poireau,

Polygala (racine),

Radis (racine),

Raifort (racine),

Romarin (sommités),

Santoline (sommités),

Sarriette,

Sauge sclarée (feuilles),

Sauge des prés (feuilles,
sommités),

Scrofulaire (racine, feuilles),

Serpolet (sommités),

Souchet long (racine),

— rond (racine),

Souci officinal (fleurs,
feuilles),

Tanaisie (sommités),

Thym (sommités),

Velar (feuilles),

Véronique (feuilles).

Les excitants qui activent les fonctions de l'estomac prennent le nom de *stomachiques*. S'ils provoquent les menstrues, ils prennent le nom d'*emménagogues*.

Excoriations. — Écorchures de la peau.

Pour le traitement, V. *Lycopode*, 28 ; *massette*, 31.

Expectorants. — Qui favorisent l'expulsion des
matières contenues dans les bronches.

Ache (feuilles),

Ail (bulbe),

Arum (racine),

Aunée,

Capillaire de Montpellier,

Capucine (feuilles),

Carragaheen,
Chou rouge (feuilles),
Colchique (bulbe),
Doradille,
Genévrier (baies, feuilles, tiges),
Hysope (sommités fleuries),
Lichen d'Islande,
Lichen pulmonaire,
Lierre terrestre (sommités),

Marrube blanc (sommités fleuries),
Millepertuis (sommités),
Navet (racine),
Oignon (bulbe),
Phellandre (semences),
Pin et sapin (bourgeons),
Pouliot (sommités fleuries),
Pulmonaire (sommités fleuries),
Tussilage (fleurs).

Extemporané. — Se dit des médicaments qui ne doivent être préparés qu'au moment où ils sont prescrits ; tels sont les loochs, les potions, etc.

Fébrifuge. — Qui chasse la fièvre.

Absinthe,
Amandes amères,
Benoite,
Camomille romaine,
Centaurée petite,
Chêne,
Frêne commun,
Gentiane,
Houx,
Lycope d'Europe,

Marronnier d'Inde,
Ményanthe (trèfle d'eau),
Olivier,
Persil,
Prunellier,
Quinquina,
Saule blanc,
Sumac,
Tulipier,
Valériane.

V. *Absinthe*, 86 ; *arnica*, 87 ; *camomille*, 90 ; *quinquina*, 95 ; *valériane*, 97 ; *benoîte*, 122 ; *sumac*, 130.

Fièvres. — V. *chaque article spécial.*

Fissures. — Ulcérations allongées et superfi-cielles de la membrane muqueuse de l'anus.

Pour le traitement, V. *Bistorte*, 56.

Flatuosités ou *Vents*. — Gaz développés dans l'intérieur du corps.

Pour le traitement, V. *Menthe*, 80 ; *ombellifères*, 98.

Fleurs blanches ou mieux *Flueurs blanches*. — V. *Leucorrhée*.

Flux de sang. — V. *Dyssentérie*.

Fluxion de poitrine. — V. *Pneumonie*.

Folie. — V. *Aliénation mentale*.

Foie de soufre. — V. *Sulfure de potasse*.

Fumigations. — Action qui consiste à faire recevoir au corps ou à quelque partie du corps, la fumée ou la vapeur d'une plante quelconque.

Furoncle ou *Clou*. — Inflammation des prolongements du tissu cellulaire qui pénètrent dans les mailles du derme.

Pour le traitement : sangsues. Cataplasmes émollients. Bains émollients. Oignons de lis cuits sous la cendre et pilés.

Gale. — Maladie contagieuse, caractérisée par l'éruption de petites vésicules transparentes et prurigineuses qui se développent par suite de la présence d'un insecte particulier nommé *acarus*. Cette éruption paraît d'abord et de préférence entre les doigts, aux mains, aux pieds et sur le ventre et cause de vives démangeaisons, surtout quand on se gratte et sous l'influence de la chaleur du lit.

Pour le traitement : Bains savonneux. Frictions générales faites avec la pommade suivante :

Carbonate de potasse.............. 20 gr.
Soufre en poudre fine............. 40
Axonge......................... 200

Laver les vêtements du malade ou les exposer pendant deux ou trois jours en plein air, à une basse température.

Gangrène. — La gangrène est la mortification des tissus, c'est la mort complète d'un point du corps.

Pour le traitement, V. *Romarin*, 82 ; *chêne*, 138.

Il faut chercher à limiter les progrès de la mortification en combattant la cause autant que possible. Toniques à l'intérieur et en topiques.

Gargarisme boraté.

Infusion de feuilles de ronce...... 250 gr.
Borate de soude.................. 5
Miel rosat....................... 50

Gargarisme calmant.

Eau de laitue.................... 250 gr.
Miel rosat....................... 30
Sirop diacode.................... 20

Gargarisme émollient.

Eau d'orge....................... 150 gr.
Glycérine........................ 50

Gargarisme astringent.

Infusion de roses de Provins....... 150 gr.
Alun.......................... 4
Glycérolé rosat................... 30

V. *Pavot*, 107; *aigremoine*, 122; *ronce douce*, 123.
V. *Alun.*

Gastralgie. — Douleurs nerveuses de l'esto-mac. Cette affection, peu dangereuse en elle-même, est caractérisée par des besoins qui simu-lent la faim, par des tiraillements et une sorte de défaillance.

Pour le traitement : Antispasmodiques, toni-ques, amers.

Gingivite. — Inflammation des gencives.
Pour le traitement, V. *Cochléaria*, 109.

Glycérine. — Principe doux des huiles dont on se sert à l'extérieur dans les affections superfi-cielles de la peau et pour le pansement des plaies.

Gomme arabique. — On en distingue deux sortes, la *rousse* et la *blanche*. On prépare le *sirop de gomme* en faisant dissoudre à froid, dans 500 grammes d'eau clarifiée, 500 grammes de gomme lavée, passant la solution sans expression, la mêlant à 4 kilogrammes de sirop de sucre, cui-sant jusqu'à 30° centésim., bouillant, et passant à la chausse. (V. *Acacia*, 125.)

Goudron. — Le goudron est stimulant, diapho-rétique et diurétique. On l'emploie contre les affections catarrhales, les maladies chroniques de la peau ; en vapeur, dans la phthisie pulmonaire.

A l'extérieur : contre la gale, dans les maladies du cuir chevelu, etc.

Eau, pommade et sirop.

Goutte. — Maladie caractérisée par la douleur, le gonflement, la rougeur des petites articulations, occupant presque toujours, dans le principe, la première du gros orteil, mobile dans ses attaques subséquentes, pouvant s'étendre aux grandes articulations, et donner lieu secondairement à des troubles variés, surtout du côté des fonctions digestives.

Pour le traitement, V. *Douce-amère*, 69 ; *choux rouge*, 109 ; *carbonate de soude.*

Grippe ou *Bronchite épidémique.* — V. *Bronchite.*

Haut mal. — V. *Épilepsie.*

Hémorrhagie. — Effusion d'une quantité notable de sang.

Les hémorrhagies sont *actives* ou *passives.*

Pour le traitement, suivant le cas : V. *Bistorte*, 55 ; *roses de Provins*, 123 ; *chêne*, 138 ; *amadou*, 24.

Hémorrhoïdes. — Tumeurs sanguines qui se forment à la partie inférieure du rectum, ou bien flux sanguin qui a lieu par le même point et qu'on nomme alors *flux hémorrhoïdal.*

Pour le traitement, s'il n'y a pas de flux : Fumigations locales, lavements, laxatifs ; bains tièdes, etc.

Si le flux est abondant : Astringents, applications froides.

Hoquet. — Inspiration convulsive, accompagnée d'un bruit particulier, qui se reproduit en général plusieurs fois par minute.

Pour le traitement, V. *Menthe*, 88 ; *antispasmodiques*.

Huile blanche ou **huile d'œillette.** — V. *Pavot*, 107.

Huile de foie de morue. — Médicament très-employé contre le rhumatisme, la goutte, certaines maladies chroniques de la peau, et surtout les scrofules et la phthisie.

Dose : de 1 à 4 cuillerées à café pour les enfants ; 2 à 4 et même 6 cuillerées à soupe pour les adultes, surtout dans la scrofule.

Huile de ricin. — V. *Ricin*, 138.

Humeurs froides. — V. *Scrofules*.

Hydropisie. — Accumulation de sérosité dans les mailles du tissu cellulaire ou dans les membranes séreuses.

Pour le traitement, V. *Digitale*, 73 ; *reine-des-prés*, 124 ; *grande chélidoine*, 105.

Hystérie. — Affection exclusive au sexe féminin, paraissant avoir son point de départ dans la matrice. Elle se manifeste par accès caractérisés, les uns par la sensation d'une boule qui, d'un point du ventre, remonte à la gorge, et y produit un sentiment de constriction ou de strangulation, les autres par des convulsions générales, violentes ou irrégulières, accompagnées d'une perte plus ou moins complète de connaissance.

Pour le traitement, V. *Vulvaire,* 58 ; *menthe*, 80 ; *valériane*, 97.

Ictère ou *Jaunisse*. — Maladie caractérisée par une couleur jaune plus ou moins foncée de la peau ou du blanc des yeux ; elle est produite par le passage des matières colorantes de la bile dans le sang.

Pour le traitement : Boissons tempérantes et diurétiques.

Régime végétal ; laxatifs répétés, bains tièdes, repos. (V. *Carotte*, 101 ; *grande chélidoine*, 105.)

Inappétence. — Manque d'appétit.

Pour le traitement, V. *Impératoire*, 103.

Indigestion. — Trouble subit et passager de la digestion.

— 1° *légère*.

Pour le traitement : Boissons chaudes aromatiques (thé, camomille, menthe, café).

— 2° *plus intense*.

Pour le traitement : Favoriser les vomissements ; lavements émollients ou laxatifs.

Infusion. — Opération qui consiste à verser un liquide bouillant sur une plante ou autre substance dont on veut extraire les principes médicamenteux. Quelquefois, au lieu de verser le liquide sur la substance médicinale, on jette cette substance dans l'eau bouillante, et l'on retire immédiatement du feu le vase qu'on a soin de bien couvrir.

Injection. — Action d'introduire, avec un instrument *ad hoc*, un liquide dans une cavité du corps.

On appelle aussi injection le liquide que l'on injecte. (V. *Alun*, *pavot*, 107 ; *guimauve*, 115 ; *noyer*, 130 ; *pariétaire*, 134 ; *chêne*, 138.)

Iode. — Médicament employé contre la scrofule, le goître, la syphilis, les tumeurs en général. Teinture alcoolique ; pommade : solution.

Dose: de 1 à 5 centigrammes. Poison à haute dose. (V. *Varechs*, 24.)

Iodure de fer. — L'iodure de fer est surtout employé sous forme de sirop, 1 à 2 cuillerées à bouche par jour contre les scrofules, la leucorrhée, la chlorose, la syphilis. (V. *ces mots*.)

Iodure de potassium. — Remède énergique contre les scrofules, le goître, la syphilis secondaire, surtout la syphilis des os. Employé en potions, solutés, pommades, bains. A l'intérieur, depuis la dose de 25 centigrammes élevée graduellement jusqu'à celle de 2 et même 4 grammes par jour.

Pommades : 4 grammes d'iodure pour 30 grammes d'axonge.

Ivresse. — V. *Ammoniaque liquide*.

Jaunisse. — V. *Ictère*.

Jus d'herbes. — V. *Suc d'herbes*.

Laryngite. — Inflammation du larynx. (V. *Angine*.)

Lavement astringent. — Eau d'amidon

300 grammes ou infusion de bistorte et de roses pâles (10 grammes de chaque pour 300 grammes d'eau). Ajoutez : laudanum de Sydenham, 5 gouttes.

Lavement laxatif. (Codex.)

Eau..............................	400 gr.
Miel de mercuriale..............	100

Lavement laxatif.

Décoction de guimauve...........	300 gr.
Huile de ricin ⎫ ãa	30
Miel commun ⎭	

Lavement purgatif. (Codex.)

Feuilles de séné.................	15 gr.
Sulfate de soude................	15
Eau.............................	500

Lavement vermifuge. — Faites bouillir, dans eau nécessaire pour un lavement, feuilles d'absinthe de rue et de sabine, de chaque 2 grammes ; passez et ajoutez 2 grammes d'huile de ricin. (V. *Pavot*, 107 ; *lin*, 116 ; *mercuriale*, 135.)

Laxatifs. — Médicaments qui purgent doucement. (V. *Épinard*, 58 ; *olivier*, 60 ; *pissenlit*, 85 ; *huile d'amandes douces*, 122 ; *casse*, 126 ; *tamarin*, 128 ; *mercuriale*, 135 ; *if*, 139.)

Leucorrhée ou *Flueurs blanches.* — Écoulement muqueux, de couleur variable, fourni le plus souvent par le vagin et par le col, un peu moins souvent par la face interne du corps de l'utérus.

Pour le traitement : V. *Bistorte*, 55 ; *marrube*,

79; *ortie blanche*, 82; *roses de Provins*, 123; *chêne*, 138. (V. *Alun.*)

Limonade. — Boisson rafraîchissante que l'on obtient en exprimant, dans 500 grammes d'eau sucrée, un citron coupé en deux.

Liqueur de Labarraque. — V. *Chlorure de soude*.

Macération. — Opération qui consiste à laisser séjourner dans un liquide froid (c'est-à-dire à la température atmosphérique) une plante dont on veut extraire les principes solubles.

Mal caduc. — V. *Épilepsie*.

Mal d'aventure. — V. *Panaris*.

Maladie. — Trouble accidentel plus ou moins profond, qui se manifeste dans l'état des organes, ou dans l'exercice de leurs fonctions.

On appelle *maladies aiguës* les maladies graves dont l'invasion est brusque, la marche rapide et qui, en peu de temps, aboutissent à la guérison ou à la mort.

On appelle *maladies chroniques*, celles dont la durée est longue et dont les symptômes se développent et se succèdent avec lenteur.

Maladies de la peau.

Pour le traitement, V. *Salsepareille*, 44; *douce-amère*, 69; *grande aunée*, 88; *bardane*, 89; *scabieuse*, 97; *fumeterre*, 107.

Manne. — Laxatif. V. *Frêne*, 59.

Doses : manne en larmes : pour adultes, 60 grammes; pour enfants, de 20 à 40 grammes.

Manne en sorte : en lavement, de 20 à 100 grammes.

Manque d'appetit.

Pour le traitement, V. *Impératoire*, 103.

Masticatoires. — Substance qu'on mâche pour exciter l'excrétion de la salive ou parfumer l'haleine.

Angélique (racine),
Bidens ou chanvre aquatique (racine),
Cresson de Para (feuilles),
Impératoire (racine),
Moutarde (semences),
Passerage (semences),
Persicaire âcre (semences),
Pied-d'alouette (semences),
Piment annuel (semences),
Pyrèthre (racine),
Raifort (racine),
Tabac (feuilles sèches).

Maturatif. — Topique employé pour hâter la suppuration d'une tumeur. (V. *Topiques*.)

Maux de dents. — V. *Odontalgie*.

Maux de gorge. — V. *Angine*.

Ménorrhagie. — Écoulement excessif des règles, en dehors de l'accouchement.

Pour le traitement : Applications réfrigérantes ; lotions et injections froides et astringentes.

Menstruation. (*Menstrues, règles.*) — Évacuation sanguine et périodique de l'utérus chez la femme pubère, c'est-à-dire depuis l'âge de 13 à 45 ans.

V. *Aménorrhée, chlorose, ménorrhagie*.

Migraine. — Affection douloureuse des nerfs

13.

de la tête, accompagnée d'inappétence, de nausées, de vomissements et d'un état de malaise extrême.

Pour le traitement, le meilleur remède est le repos, loin de tout bruit et à l'abri de la lumière. — Infusions aromatiques.

Mucilage. — On donne le nom de mucilage à une matière visqueuse, épaisse, fade, principe qui se trouve en grande quantité dans les racines de guimauve et de grande consoude, dans la graine de lin, les semences de coing, la mousse perlée, etc.

Muguet. — Inflammation souvent épidémique et contagieuse de la surface interne de la bouche et de la gorge; cette inflammation donne lieu à une infinité de petits grains blanchâtres qui s'étendent surtout derrière les lèvres, sur les gencives, sur la voûte palatine, et à la pointe de la langue.

Si l'enfant est bien portant, le mal cède à l'usage des collutoires suivants :

Borate de soude.................. 15 gr.
Miel........................... 15

Appliquez avec un pinceau de charpie trempé dans le collutoire.

Chlorate de potasse............. 5 gr.
Miel........................... 15

Même mode d'administration.

Si la maladie se lie à un trouble notable des voies digestives, ou survient à la dernière période

d'une affection grave, il faut s'empresser de modifier l'état général, sans négliger les topiques.

Narcotiques et Sédatifs. — Médicaments qui
ont la propriété d'assoupir, comme l'opium, la
belladone, la jusquiame, le datura stramonium.
(V. *ces mots.*)

Aconit (feuilles, racine),
Ciguë (grande) (feuilles,
Ciguë (petite) (feuilles),
— rose (feuilles),
Coquelicot (fleurs, cap-
 sule),
Cynoglosse (racine, feuil-
 les),
Digitale (feuilles, semen-
 ces),
Douce-amère (tiges),
Jusquiame (feuilles),
Laitue cultivée (feuilles),
Laurier-cerise (feuilles,
— vireuse (suc épaissi),
 racine, semences),
Morelle (sommités avec
 fruits),
Pavot somnifère,
— cornu (feuilles, tiges).
Pêcher (feuilles, aman-
 des),
Phellandre (semences),
Stramoine (feuilles, se-
 mences),
Tabac (feuilles).

Névralgie. — Maladie caractérisée par une douleur ordinairement vive, exacerbante, continue ou
intermittente, siégeant dans un nerf, sans que
celui-ci soit le siége d'aucune lésion matérielle
appréciable.

Pour le traitement : Antispasmodiques et narcotiques à l'intérieur, topiques à l'extérieur.

Névroses. — Nom générique des maladies nerveuses.

Odontalgie. — Douleurs des dents.

Pour le traitement, on oppose au mal de dents

les lotions émollientes et narcotiques, les cata-plasmes de même nature. (V. *Dentifrices*.)

Ophthalmie. — Terme générique par lequel on désigne toutes les affections inflammatoires du globe de l'œil.

Pour le traitement, V. *Collyre*.

Opiat antiblennorrhagique. (Codex.)

Baume de copahu................	100 gr.
Cubèbe.......................	100
Cachou......................	100

Mêlez. A prendre par doses de 3 à 4 grammes, trois fois par jour.

Pâles couleurs. — V. *Chlorose*.

Palpitations du cœur. — Mouvements désordonnés, tumultueux, du cœur, plus fréquents et plus forts qu'à l'état normal. Les palpitations peuvent se manifester chez des individus qui ne sont atteints d'aucune lésion matérielle appréciable du cœur. Ces palpitations sont dites nerveuses.

Pour le traitement, V. *digitale*, 73, *asperges*, 43.

Panaris ou *Mal d'aventure*.

Pour le traitement: au début, onguent mercuriel ; bains locaux émollients, cataplasmes frais. Maturatifs. (V. *Lis*, 40 ; *ail*, 40 ; *sceau de Salomon*, 45.) Si l'inflammation fait des progrès, inciser profondément la tumeur.

Paralysie. — Perte absolue ou diminution notable du sentiment ou du mouvement.

Paralysie de la vessie. — V. *Asperge*, 43.

Pectoraux. — Médicaments propres à combattre les affections des poumons.

Espèces pectorales.
{ Feuil. sèch. de capillaire du Canada
— véronique
— hysope
— lierre terr. }
mélangées par parties égales en poids.

Fleurs pectorales ou quatre-fleurs.
{ fleurs de mauve,
— violette,
— bouillon blanc,
— coquelicot. }

Fruits pectoraux ou quatre-fruits.
{ Dattes,
Jujubes,
Figues,
Raisins. }

Pertes. — Règles immodérées (V. *Ménorrhagie.*)

Phthisie pulmonaire. — Consomption résultant d'une altération chronique des voies repiratoires.

Pour le traitement, V. *choux rouge*, 109 ; *digitale*, 73 ; *huile de foie de morue.*

Pleurésie. — Inflammation de la membrane séreuse qui entoure les poumons.

La pleurésie est une maladie grave sur laquelle nous ne pouvons nous étendre ici, d'autant qu'elle réclame toujours l'intervention du médecin dès le début.

Pneumonie. — Inflammation des tissus du poumon. Cette affection, vulgairement appelée *fluxion de poitrine*, est l'une des plus importantes du cadre nosologique, en raison de sa fréquence, de sa gravité et des difficultés que sa thérapeutique présente.

Purgatif. — Médicament qui détermine des évacuations alvines.

On les distingue, selon leur activité, en *laxatifs*, (V. *ce mot*), *cathartiques* et *drastiques* (V. *ce mot*).

Aloès,
Baguenaudier (feuilles),
Bryone (racine),
Carthame (fleurs),
Casse,
Coloquinte (fruit),
Coronille (feuilles),
Ellébores,
Eupatoire d'Avicenne (racine),
Faux ébénier (pousses, semences),
Frêne (feuilles),
Fusain (fruits),
Genêt à balai (feuilles, fleurs et fruits),
Genêt d'Espagne (feuilles, fleurs et fruits),
Genêt des teinturiers (feuilles, fleurs et fruits),
Gratiole (herbe fleurie),
Houx (baies),
Hyèble (racine, écorce, fleurs),
Iris des marais (racine),
Lierre grimpant (baies),
Lin purgatif (herbe),
Liseron (feuilles, racines),
Mercuriale (herbe),
Moutarde blanche (semences),
Moutarde noire (huile des semences),
Nerprun (fruits, sirop),
Noyer (écorce),
Pêcher (fleurs, feuilles),
Pigamon (racine),
Polypode (souche),
Prunier (pruneaux),
Rhapontic (racine),
Rhubarbe de Chine (racine),
Ricin (fruits, huile),
Séné (feuilles),
Sureau (écorce intér.),
Tamarinier (écorce intérieure),
Velvotte (écorce intér.).

V. *Aloès*, 42 ; *rhubarbe*, 57 ; *jalap*, 65 ; *gratiole*, 4 ; *sureau*, 98 ; *gomme-gutte*, 112 ; *pigamon*, 118 ; *pêcher*, 123 ; *genêt*, 128 ; *séné*, 128 ; *fusain*, 130 ; *nerprun*, 131 ; *buis*, 134 ; *ricin*, 135.

Rafraîchissant. — Se dit de toute substance qui calme la soif et diminue la température du corps.

V. *Blé*, 32 ; *ananas*, 48 ; *alkékenge*, 66 ; *airelle*, 83 ; *chicorée*, 84 ; *citron*, 112 ; *cerisier*, 122.

Règles. — V. *Menstruation*.

Résolutif. — Médicament qui détermine la résolution des engorgements. Les résolutifs sont pris tantôt dans la classe des *émollients* (V. *ce mot*), tantôt dans celle des *excitants* et des *toniques* (V. *ce mot*), selon que la tumeur est de nature inflammatoire ou atonique.

Rhume de poitrine. — V. *Bronchite*.

Rhume de cerveau. — V. *Coryza*.

Rubéfiants et vésicants. — Substances qui, appliquées sur la peau, rendent celles-ci plus rouge qu'elle n'est ordinairement. La *rubéfaction* ou la *vésication* n'étant que des degrés différents d'une même action, la même substance peut être selon les circonstances *rubéfiante* ou *vésicante*.

Ail (bulbe),
Alliaire (feuilles),
Anémone (feuilles, racine),
Arum (feuilles, racine),
Bryone (racine),
Chélidoine,
Clématite (tiges, feuilles),
Ellébore (racines),
Euphorbe (feuilles),

Garou (écorce),

Moutarde (semences),

Nénuphar(racine fraîche),

Noyer (écorce de la racine),

Ortie brûlante,

Ortie dioïque,

Piment annuel (semences),

Pulsatille (feuilles),

Raifort sauvage,

Renoncules,

Roquette sauvage,

Rue,

Sabine,

Vélar.

Scorbut. — Maladie caractérisée par l'affaiblissement général, par des hémorrhagies diverses, par des ecchymoses livides sur la peau. Les gencives deviennent malades, elles s'engorgent, saignent au moindre contact, et les dents vacillent.

Traitement surtout hygiénique. Fruits acides, légumes verts, antiscorbutiques.

(V. *Patience*, 57; *fraxinelle*, 118; *crucifères*, 108.)

Scrofules, *Ecrouelles* ou *humeurs froides*.— Maladie caractérisée spécialement par l'engorgement chronique et la tuberculisation des ganglions lymphatiques superficiels, et particulièrement de ceux du cou, avec altération des liquides qui les pénètrent.

Pour le traitement, V. *Scrofulaire*, 75; *grande chélidoine*, 105; *saponaire*, 117; *fraxinelle*, 118; *noyer*, 130; *houblon*, 132.

Sédatif. — V. *Calmant* et *narcotique*.

Sel d'Epsom. — V. *Sulfate de magnésie*.

Sel de Glauber. — V. *Sulfate de soude*.

Sel de nitre. — V. *Azotate de potasse*.

Sel de Vals.— V. *Carbonate de soude.*

Sel de Vichy. — V. *Carbonate de soude.*

Sinapisme. — Cataplasme à base de moutarde dont on se sert pour déterminer la rubéfaction et produire une excitation générale ou une révulsion. (V. *Moutarde*, 109.)

Sirop d'absinthe. — Facilite la digestion, fortifie l'estomac.

Sirop antiscorbutique. — Contre le scorbut.

Sirop de baume de tolu. — Calme la toux.

Sirop de bourrache.— Humectant et dépuratif.

Sirop de capillaire.— Dans les maladies de poitrine.

Sirop de cerises. — Rafraîchissant.

Sirop de chicorée. — Apéritif, rafraîchissant.

Sirop de coing. — Astringent dans la diarrhée.

Sirop de consoude. — Contre le crachement de sang et les hémorrhagies.

Sirop de coquelicot. — Contre le rhume, la coqueluche.

Sirop d'écorces d'oranges amères.— Tonique, digestif, apéritif à la dose de 2 cuillerées à bouche par jour, une heure avant chaque repas.

Sirop de fumeterre. — Dépuratif.

Sirop de gentiane. — Tonique, fébrifuge.

Sirop de gomme. — Sert à édulcorer les tisanes.

Sirop de groseille et de frambroise. — Dans les inflamations du tube digestif et de la gorge.

Sirop de guimauve.—Emollient, rafraîchissant.

Sirop de longue vie.—Purgatif et antigoutteux.

Sirop de navet. — Tempérant.

Sirop de nerprun. — Purgatif, employé en *Médecine vétérinaire,*

Sirop de mûres. — Sert dans les maux de gorge.

Sirop d'orgeat. — Adoucissant.

Sirop de pointes d'asperges. — Contre les palpitations.

Sirop de quinquina. — Tonique, fébrifuge.

Sirop de roses de Provins. — Contre les diarrhées et le vomissement de sang.

Sirop de salsepareille. — Sudorifique, dans les maladies vénériennes.

Sirop de tussilage. — Dans les maladies de poitrine.

Sirop de violette. — Dans la toux, les rhumes, les catarrhes.

Spasme. — Contraction involontaire des muscles.

Spermatorrhée. — Écoulement involontaire et spontané du sperme.

Pour le traitement, V. *Lupulin*, 133.

Sternutatoire. — Substances qui provoquent l'éternument.

Arnica (fleurs, feuilles),	Euphorbes,
Aromatiques (plantes pul-	Muguet (fleurs),
vérisées),	Ptarmique,
Asarum (feuilles),	Tabac,
Bétoine (feuilles),	Vératrum ou ellébore
Ellébore blanc.	blanc.
Ellébore noir,	

V. *Muguet*, 43 ; *asaret*, 52 ; *bétoine*, 79.

Stimulants. — Médicaments qui ont la propriété d'augmenter l'énergie des fonctions.

V. *Vanille*, 50 ; *gingembre*, 50 ; *souchet*, 51 ; *basilics*, 79 ; *mélisse*, 79 ; *sauge*, 82 ; *absinthe*, 86 ; *arnica*, 87 ; *millefeuille*, 91 ; *persil*, 103 ; *ginseng*, 103.

Stomachique. — Médicament bon pour l'estomac, qui le fortifie. (V. *Ambroisie*, 57 ; *angélique*, 100 ; *brou-de-noix*, 130.

V. *Excitants.*

Succédané. — Médicament qu'on peut substituer à un autre, parce qu'il a les mêmes propriétés.

Sucs antiscorbutiques. — On indique sous ce nom les sucs que donnent, par le même procédé, parties égales de feuilles de cresson, de cochléaria et de trèfle d'eau.

Sucs d'herbes ou *Jus d'herbes*. — Sucs qu'on obtient en pilant, dans un mortier de marbre, parties égales de feuilles fraîches de chicorée, de fumeterre, de bourrache et de cerfeuil. Ces sucs sont exprimés et filtrés au papier.

Sudorifiques et **Dépuratifs.** — Qui provoque la sueur.

Aconit (feuilles),
Astragale (racine),
Bardane (racine, feuilles),
Buis (bois, feuilles),
Chélidoine (dose altérante) (racine, feuilles),
Douce-amère (tiges),
Fumeterre,
Genévrier (bois),
Gratiole (dose altérante),
Houblon (racines, cônes),
Hyèble (fleurs),
Orme (écorce),
Patience sauvage (racine),

Patience aquatique (racine),
Pensée sauvage (herbe),
Persicaire (racine),
Pins et sapins (bourgeons),
Roseau à balai (racine),
Salsepareille (racine),
Saponaire (feuilles, tiges, racine),
Scabieuse,
Souchet long (racine),
Sureau (fleurs, fruits),
Trèfle d'eau (feuilles),
Vincetoxicum ou domptevenin (dose altérante).

V. *Ambroisie*, 57 ; *salsepareille*, 4 ; *pervenche*, 60 ; *bourrache*, 62 ; *agripaume*, 79 ; *camomille*, 90 ; *sureau* 98 *angélique*, 100 ; *noyer*, 130 ; *houblon*, 132 ; *buis*, 134.

Sulfate de magnésie ou *Sel d'Epsom*. — Purgatif très-usité.

Dose : de 15 à 60 grammes.

Sulfate de soude ou *Sel de Glauber*. — Purgatif.

Dose : de 15 à 60 grammes.

Sulfate de zinc ou *Couperose blanche*. — Astringent employé à l'extérieur, en collyre, lotions, injections.

Dose : en collyre, de 10 à 50 centigrammes ; en injections ou lotions, 25 centigrammes à 2 grammes pour 100 grammes d'eau.

Sulfure de potasse ou *Foie de soufre*. — Employé à l'extérieur, en bains, lotions, contre les maladies de la peau et la gale. (V. *Bains*.)

Suppositoires. — Substances médicamenteuses solides, en forme de cône long, qu'on introduit dans l'anus pour provoquer les évacuations intestinales.

Le savon, le suif, le beurre de cacao, servent à faire des suppositoires.

Syncope. — Défaillance, évanouissement.

Pour le traitement, V. *Mélisse*, 79.

Syphilis. — Consulter le médecin. (V. *Saponaire*, 117 ; *gaiac*, 118 ; *salsepareille*, 44.)

Teigne. — Affection caractérisée par des croûtes sèches d'une couleur pâle et sale siégeant plus spécialement dans le cuir chevelu.

Pour le traitement, V. *Bardane* 89 ; *noyer*, 130.

Teinture de Jalap. — V. *Eau-de-vie allemande.*

Ténia ou **Tænia.** — Ver plat, long, articulé, qui habite l'intestin grêle de l'homme et de plusieurs animaux.

Pour le traitement, V. *Grenadier*, 120 ; *fougère*, 28.

Toniques. — Médicaments qui ont la faculté d'exciter lentement et par degrès l'action des organes, et d'augmenter leur force d'une manière durable.

On les distingue en toniques *amers* et en toniques *astringents*.

TONIQUES AMERS.

Amandier (amandes amères),

Artichaut (feuilles),

Aunée (grande) (racine),

— dysentérique,

Centaurée (grande) (racine),

Centaurée (petite) (sommités fleuries),

Chardon bénit (feuilles),

Chardon-marie (feuilles),
Chausse-trappe (feuilles, fleurs),
Chicorée sauvage (racine, feuilles),
Épine-vinette (écorce de racine et de la tige),
Eupatoire (feuilles),
Frêne (écorce, feuilles),
Fumeterre (sommités fleuries),
Gentiane (racine),
Germandrée (sommités),
Hêtre (écorce),
Houblon (cônes),
Houx (feuilles),
Lichen d'Islande,
— pulmonaire,
Lilas (capsules, feuilles),
Lycope,
Marrube blanc (feuilles),
Noyer (feuilles, brou),
Patience sauvage (racine),
Peupliers (écorce, feuilles),
Polygala amer (racine),
Saule (écorce),
Scrofulaire aquatique (racine),
Trèfle d'eau (feuilles),
Tussilage (feuilles).

TONIQUES ASTRINGENTS.

Aigremoine (feuilles),
Alchimille (plante entière),
Anthyllide (sommités),
Argentine (feuilles),
Aspérule (sommités),
Benoîte (racine),
Bistorte (racine),
Bourse-à-pasteur,
Brunelle,
Bugle,
Busserole (feuilles),
Chêne (écorce, tannin),
Chèvrefeuille (fleurs, feuilles),
Coignassier (fruit),
Cornouiller (écorce),
Crapaudine,
Euphraise,
Filipendule (racine),
Fraisier (racine),
Frêne (écorce, feuilles),
Géranium (bec-de-grue),
Grenadier (écorce du fruit),
Hêtre (écorce),

Joubarbe (feuilles),
Lamier blanc (fleurs, feuilles),
Marronnier d'Inde (écorce),
Millefeuillé (fleurs, feuilles),
Myrte (feuilles),
Néflier (feuilles, fruits),
Noyer (feuilles, brou),
Nummulaire,
Orpin (feuilles),
Orme (écorce),
Ortie (fleurs),
Pàquerette,
Patience (racine),
Pervenche (feuilles),
Peupliers (écorce, feuilles),
Piloselle,
Platane (écorce),
Plantain,
Pommier (écorce),
Prêle,
Prunellier (écorce),

Quintefeuille,
Quinquina,
Renouée,
Rhapontic (racine),
Rhubarbe (racine),
Ronce (sommités),
Rosier (roses rouges, pétales),
Rosier sauvage (fruits),
Salicaire (fleurs, feuilles, racine),
Sanicle,
Saule (écorce),
Sceau de Salomon (racine),
Scolopendre (feuilles),
Sumac (écorce, fruits, feuilles),
Tormentille (racine),
Troène (feuilles),
Verge d'or (sommités fleuries),
Vigne (feuilles, vin rouge, vinaigre).

V. Aloès, 42; *salep*, 50; *aristoloches*, 52; *rhubarbe*, 37; *pervenche*, 60; *scrofulaire*, 75; *agripaume*, 79; *sauge*, 82; *absinthe*, 86; *armoise*, 87; *camomille*, 90; *tanaisie*, 92; *aspérule*, 93; *café*, 94; *quinquina*, 95; *impératoire*, 103; *ginseng*, 103; *fumeterre*, 107; *benoîte*, 122; *noyer*, 130; *houx*, 131; *houblon*, 132; *genevrier*, 139.

Topiques. — Médicaments qu'on applique à l'extérieur : tels sont les *emplâtres, onguents, cataplasmes*.

Urétrite.— Inflammation de l'urèthre. (V. *Blennorrhagie*.)

Ulcère. — Solution de continuité des parties molles du corps, avec écoulement de pus.

Pour le traitement, V. *Bardane*, 89; *tan*, 138.

Vaginite. — Inflammation du vagin.

Vapeurs. — V. *Hystérie*.

Vents. — V. *Flatuosités*.

Vermifuges. — Médicaments qui ont la propriété de déterminer l'expulsion des vers intestinaux.

V. *Fougère*, 28; *absinthe*, 86; *armoise*, 87; *semen-contra*, 92; *tanaisie*, 92; *valériane*, 97; *pêcher*, 123; *noyer*, 130; *houblon*, 132; *sabine*, 140.

Vésicants. — V. *Rubéfiants*.

Vésicatoire. — V. *Bette*, 58; *cantharides*, 59; *renonculacées*, 104.

Vomitif. — Qui fait vomir. V. *Sceau-de-Salomon*, 45; *ipécacuanha*, 96; *fusain*, 130.

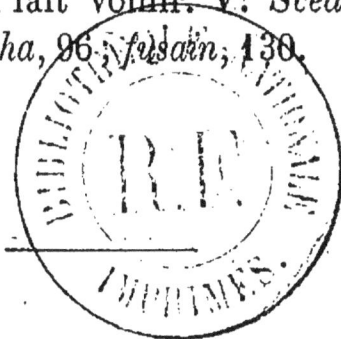

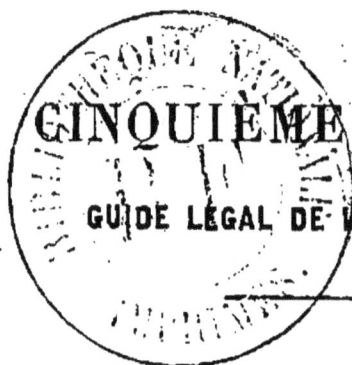

CINQUIÈME PARTIE

GUIDE LÉGAL DE L'HERBORISTE

I

RAPPORT DES POIDS ET MESURES ANCIENS ET NOUVEAUX

RAPPORT DE LA LIVRE MÉTRIQUE ET DE SES DIVISIONS AVEC LES POIDS DÉCIMAUX. —

1 Livre	ou 16 onces	= 500	grammes.
1/2 —	ou 8 —	= 250	—
1 Quarteron	ou 4 —	= 125	—
1 Once	ou 8 gros	= 31.25	—
1/2 —	ou 4 —	= 15.60	—
1 Gros	ou 72 grains	= 3.90	—
2 Scrupules	ou 48 —	= 2.60	—
1/2 Gros	ou 36 —	= 1.95	—
1 Scrupule	ou 24 —	= 1.30	—
	1 —	= 0.054	—

MESURES DE CAPACITÉ POUR LES LIQUIDES.

1 Litre	ou pinte	= 1000 gr.	(1 kil. d'eau distillée)
1/2 —	ou chop. ou setier	= 500 —	(ou 1 livre métrique).
1/4 —	ou demi-setier	= 250 —	(ou 8 onces).
1/5 —	ou canon	= 200 —	(ou 6 —).
1/10 —	ou petit canon	= 100 —	(ou 5 —).
1/8 —	ou poisson	= 125 —	(ou 4 —).
1/16 —	ou demi-poisson	= 62.50	(62 gr. 1/2 ou 2 onces).

Le muid (251 litres 37 centil.) était de 36 veltes, et la velte de 3 pintes 1/2, soit : 6 litres 98 centil. Le boisseau vaut à peu près 13 litres. Il est remplacé par le décalitre (10 litres) ou le double décalitre (20 litres). Le poids moyen de l'hectolitre (100 litres) de froment est de 75 kilogrammes.

II

DROITS ET DEVOIRS DES HERBORISTES.

Aux termes de la loi du 31 germinal an XI, et de l'arrêté du 25 thermidor an XII (11 avril 1803 et 13 août 1805), nul ne peut exercer la profession d'herboriste sans avoir subi un examen sur la connaissance des plantes médicinales et les précautions nécessaires pour leur dessiccation et leur conservation.

Dans les départements où sont établies des écoles de pharmacie, cet examen est fait par le directeur, le professeur de botanique et l'un des professeurs de médecine. Devant les jurys, il est fait par un professeur de médecine et deux des pharmaciens adjoints au jury. Les frais sont de 100 francs, à Paris, et 50 francs seulement dans les autres écoles et devant les jurys.

Il est délivré à l'herboriste un certificat d'examen signé, dans les écoles, par trois examinateurs, et dans les jurys par tous les membres. Ce certificat doit être enregistré à la municipalité du lieu où l'herboriste s'établit ; à Paris, c'est à la préfecture de police.

Il est fait annuellement des visites chez les herboristes, pour constater la bonne qualité des substances qu'ils vendent ; et ils payent 4 francs pour droit de visite.

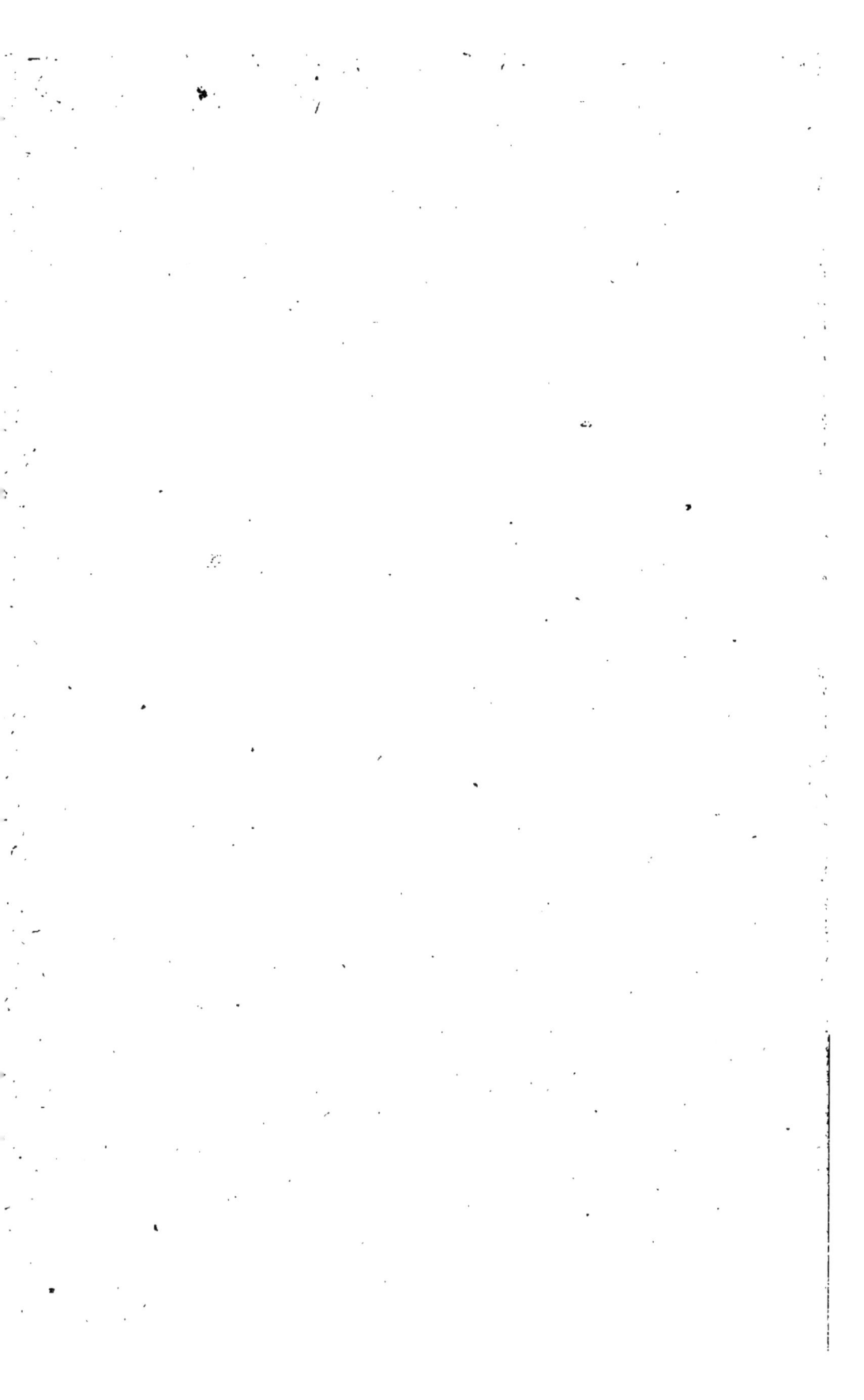

TABLE ALPHABÉTIQUE

DES PLANTES

14.

CORBEIL — Typ. et ster de CRÈTE FILS

BEALE. **De l'urine, des dépôts urinaires et des calculs,** de leur composition chimique, de leurs caractères physiologiques. et pathologiques et des indications thérapeutiques qu'ils fournissent dans le traitement des maladies, par Lionel BEALE, médecin et professeur au King's Collége Hospital. Traduit de l'anglais par MM. Auguste Ollivier, médecin des hôpitaux, et Georges Bergeron. Paris, 1865, 1 vol. in-18 jésus de xxx-540 pages, avec 163 figures. 7 fr.

BRIAND et CHAUDÉ. **Manuel complet de médecine légale,** par J. BRIAND et Ernest CHAUDÉ, et contenant un *Manuel de chimie légale*, par J. Bouis, professeur de l'École de pharmacie de Paris. *Huitième édition.* Paris, 1869, 1 vol. gr. in-8 de 1048 pages, avec 3 pl. gravées et 34 fig... 14 fr.

CAUVET. **Nouveaux éléments d'histoire naturelle médicale,** comprenant des notions générales sur la zoologie, la botanique et la minéralogie, l'histoire et les propriétés des animaux et des végétaux utiles ou nuisibles à l'homme, soit par eux-mêmes, soit par leurs produits, par D. CAUVET, professeur agrégé à l'Ecole supérieure de pharmacie de Strasbourg. Paris, 1869, 2 v. in-18 jésus, avec 790 fig.. 12 fr.

Codex médicamentarius. Pharmacopée française, rédigée par ordre du gouvernement. Paris, 1866, 1 vol. grand in-8, XLVIII-784 pages, cartonné à l'anglaise.................................. 9 fr. 50

CORLIEU (A.). **Aide-mémoire de médecine, de chirurgie et d'accouchements,** vade-mecum du praticien. *Deuxième édition.* Paris, 1872, 1 vol. in-18 jésus de xx-624 pages, avec 418 figures, cart.. 6 fr.

Dictionnaire de médecine et de chirurgie, de pharmacie, de l'art vétérinaire et des sciences qui s'y rapportent, publié par J. B. Baillière et fils. *Treizième édition*, entièrement refondue par LITTRÉ, de l'Institut de France et de l'Académie de médecine, et Ch. ROBIN, de l'Institut de France et de l'Académie de médecine, professeur à la Faculté de médecine de Paris. Ouvrage contenant la synonymie latine, grecque, allemande, anglaise, italienne et espagnole et le glossaire de ces diverses langues. Paris, 1872, 1 vol. in-8, avec 500 fig. 20 fr.

Dictionnaire des eaux minérales et d'hydrologie médicale, comprenant la géographie et les stations thermales, la pathologie thérapeutique, la chimie analytique, l'histoire naturelle, l'aménagement des sources, l'administration thermale, etc., par MM. DURAND-FARDEL, inspecteur des sources d'Hauterive à Vichy, E. LE BRET, inspecteur des eaux minérales de Baréges, J. LEFORT, pharmacien, avec la collaboration de M. JULES FRANÇOIS, ingénieur en chef des mines, pour les applications de la science de l'Ingénieur à l'hydrologie médicale. Paris, 1860, 2 volumes in-8.............. 20 fr.

FERRAND. **Aide-mémoire de pharmacie,** vade-mecum du pharmacien à l'officine et au laboratoire, par E. FERRAND, pharmacien à Paris, ex-interne lauréat des hôpitaux. 1 vol. in-18 jésus d'environ 500 pages avec fig. Cart.

GERVAIS et VAN BENEDEN. **Zoologie médicale.** Exposé méthodique du règne animal basé sur l'anatomie, l'embryogénie et la paléontologie, comprenant la description des espèces employées en médecine, de celles qui sont venimeuses et de celles qui sont parasites de l'homme et des animaux, par PAUL GERVAIS, professeur au Muséum d'histoire naturelle, et J. VAN BENEDEN, professeur de l'Université de Louvain. Paris, 1859, 2 vol. in-8, avec 198 figures.......... 15 fr.

GUBLER. **Commentaires thérapeutiques du Codex médicamentarius**, ou Histoire de l'action physiologique et des effets thérapeutiques des médicaments inscrits dans la pharmacopée française, par Adolphe GUBLER, professeur à la Faculté de médecine, médecin de l'hôpital Beaujon. Paris, 1868, 1 vol. gr. in-8, format du Codex, de 780 pages, cart.. 12 fr.

GUIBOURT. **Histoire naturelle des drogues simples**, par J. B. GUIBOURT, professeur à l'Ecole de pharmacie, membre de l'Académie de médecine. *Sixième édition*, corrigée par G. PLANCHON, professeur à l'Ecole supérieure de pharmacie de Paris. Paris, 1869-70, 4 forts volumes in-8, avec 1,024 figures..................... 36 fr.

JEANNEL. **Formulaire officinal et magistral international**, comprenant environ quatre mille formules et suivi d'un mémorial thérapeutique par le Dr J. JEANNEL, pharmacien principal de première classe, pharmacien en chef de l'hôpital Saint-Martin. Paris, 1870, in-18 de plus de 1000 pages, cartonné............... 6 fr.

MOQUIN-TANDON. **Monographie de la famille des Hirudinées.** *Deuxième édition*. Paris, 1846, in-8 de 450 pages, avec atlas de 14 planches-gravées et coloriées............................... 15 fr.

MOQUIN-TANDON. **Éléments de botanique médicale**, contenant la description des végétaux utiles à la médecine et des espèces nuisibles à l'homme, vénéneuses ou parasites, précédés de considérations générales sur l'organisation et la classification des végétaux, par MOQUIN-TANDON, professeur à la Faculté de médecine de Paris, membre de l'Institut. *Deuxième édition*. Paris, 1866, 1 vol. in-18 jésus, avec 128 figures... 6 fr.

MOQUIN-TANDON. **Éléments de zoologie médicale**, comprenant la description des végétaux utiles à la médecine et des espèces nuisibles à l'homme, particulièrement des venimeuses et des parasites, précédés de considérations sur l'organisation et la classification des animaux et d'un résumé sur l'histoire naturelle de l'homme, etc. *Deuxième édition*, Paris, 1862, 1 vol. in-18, avec 150 fig...... 6 fr.

PIESSE. **Des odeurs, des parfums et des cosmétiques**, histoire naturelle, composition chimique, préparation, recettes, industrie, effets physiologiques et hygiène. Edition française publiée par O. REVEIL. Paris, 1865, in-18 jésus de 527 pages, avec 86 figures... 7 fr.

REVEIL. **Formulaire raisonné des médicaments nouveaux et des médications nouvelles**, suivi de notions sur l'aérothérapie, l'hydrothérapie, l'électrothérapie, la kinésithérapie et l'hydrologie médicale, par O. REVEIL, pharmacien en chef de l'hôpital des Enfants, professeur agrégé à la Faculté de médecine et à l'Ecole de pharmacie. *Deuxième édition*. Paris, 1865, 1 vol. in-18 jésus, XII-696 p., avec 43 fig... 6 fr.

CORBEIL. — TYP. ET STÉR. DE CRÉTÉ FILS.

www.ingramcontent.com/pod-product-compliance
Lightning Source LLC
Chambersburg PA
CBHW070305200326
41518CB00010B/1895